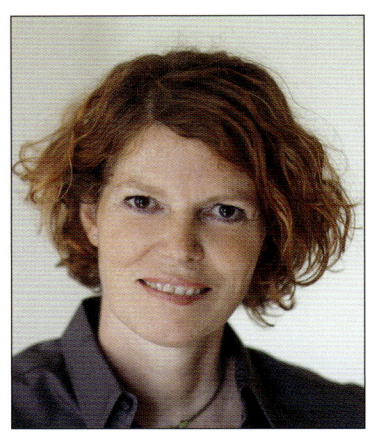

Astrid Kramer-Wahrenberg arbeitet als Journalistin vor allem für Bio-Themen. Sie schreibt seit mehr als zwei Jahrzehnten für verschiedene Magazine und Fachzeitschriften (z.B. Öko-Test, Schrot & Korn, Cosmia) über gesunde Ernährung sowie innere und äußere Schönheit. Zu Honig und Bienen hat sie eine ganz besondere Beziehung. Ihr Mann hat mehr als 50 Bienenstöcke und eine Bioland-zertifizierte Imkerei. In den Sommermonaten hilft sie regelmäßig im Familienbetrieb mit.

ASTRID KRAMER-WAHRENBERG

Heilkraft aus dem Honig

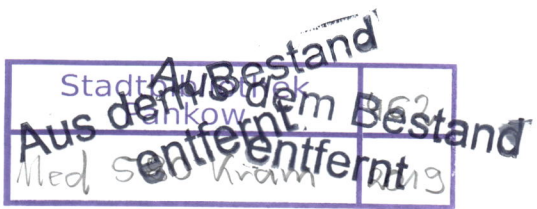
KÖNIGSFURT–URANIA

Bibliographische Information der Deutschen Nationalbibliothek
Die Deutsche Nationalbibliothek verzeichnet diese Publikation in der Deutschen Nationalbibliographie; detaillierte bibliographische Daten sind im Internet über http://dnb.d-nb.de abrufbar.

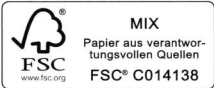

Originalausgabe
Krummwisch bei Kiel 2018

© 2018 by Königsfurt-Urania Verlag GmbH
D-24796 Krummwisch
www.koenigsfurt-urania.com

Umschlagdesign: Jan-Dirk Hansen, München, unter Verwendung eines Motives von Depositphotos.com
© Valentyn Volkov (Honig) und eines Motives von Fotolia.com © Daniel Prudek (Biene)
Abbildungen: Bildnachweis auf S. 110

Programm- und Projektleitung: Susanne Kirstein, München
Lektorat: Susanne Kirstein, München
Satz und Layout: Antje Betken, Oldenbüttel
Druck und Bindung: Finidr s.r.o
Printed in EU

ISBN 978-3-86826-167-7

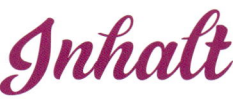

Inhalt

Vorwort

Honig gehört zu den ältesten Lebensmitteln und hat eine wechselvolle Geschichte. Unsere Vorfahren begaben sich für die Honigernte von wilden Bienenvölkern in Lebensgefahr, im Mittelalter war er Medizin, im Zeitalter der Industrialisierung verlor Honig mit Aufkommen der Zuckerindustrie seinen Status als rares, kostbares Süßungsmittel.

In den letzten Jahren erlebt Honig bei uns eine Renaissance. Weil die Deutschen schon immer viel Honig gegessen haben, weil sich viele auf Naturprodukte besinnen und auch, weil es den Bienen nicht gut geht. Sie leiden an unserer Umwelt. Die Biene bekommt auch deshalb so viel Aufmerksamkeit, weil ihre eigentliche Leistung die Bestäubung unserer Nutzpflanzen ist und sie somit Landwirtschaft erst möglich macht. Bienen sind bei uns nach Rind und Schwein das wichtigste Nutztier. Doch sie sind nur ein kleiner Teil der Biodiversität. Weitgehend unbemerkt verschwinden ihre wilden Verwandten massenhaft – Wildbienen, Hummeln und viele weitere Fluginsekten, die keine Lobby haben, aber in der Natur genauso wichtig sind. Die Biene könnte ihre Rettung sein.

Denn eine neue Generation von Imkern will mehr als nur Honig ernten. Manche stellen sich ein Volk in den Garten, nur um etwas für die Natur zu tun. Andere holen Bienen in die Stadt, wo sie mittlerweile bessere (Über-)Lebenschancen haben als in unserer gleichförmigen Agrarlandschaft, und wieder andere lassen in ihrem Rasen bunte Blumeninseln stehen, damit Insekten Nahrung finden. Sogar das mittelalterliche Zeidlerhandwerk, von dem in diesem Buch ebenfalls die Rede ist, lebt mit einer Bewegung auf, die die Bienen wieder in ihrer ursprünglichen Wald-Heimat ansiedeln will. Immer mehr Imker werden außerdem zu aktiven Naturschützern, so wie mein Mann Andreas und ich. Wir legen bunte Blühflächen rings um unsere Bienenstöcke an, auf denen sich dann neben unseren Bienen unzählige Insekten und Schmetterlinge, Käfer, Vögel, Blindschleichen, Eidechsen und anderes Getier einfinden.

Die Wissenschaft entdeckt den Honig

Für den Honig beginnt im 21. Jahrhundert ein neues Kapitel. Wissenschaftler in der ganzen Welt dringen seit ein paar Jahren mit immer feineren Analysetechniken immer tiefer in die Geheimnisse seiner Materie ein. Anlass dafür ist unter anderem auch der Forscherdrang des 2015 verstorbenen Dr. Peter Molan, der an der Waikato University von Neuseeland wirkte. Molan untersuchte in den 1980er Jahren den kulinarisch wenig geschätzten Manuka-Honig, dem man aber gesunde Wirkungen nachsagte. Heute reißt sich die halbe Welt um den Wunderhonig mit der antibiotischen Wirkung, von dem ein Kilogramm im Laden mehr als 300 Euro kostet. Zwar genießt Honig schon lange einen Ruf als gesundes Lebensmittel und Naturheilmittel, jedoch blieb das Wissen auf die überlieferte Erfahrungsheilkunde begrenzt. Beim Manuka geht es jedoch um sehr viel Geld, um unredliche Händler und gefälschte Produkte, aber auch um die Hoffnung auf bioaktive Naturstoffe im Kampf gegen gefährliche Keime. Das alles fällt zusammen mit dem Fortschritt, den die Laboranalytik in den letzten Jahrzehnten gemacht hat.

Inzwischen gibt es Hunderte von wissenschaftlichen Studien zu den Inhaltsstoffen und der medizinischen Wirkung. Viele Arbeiten beschäftigen sich mit Manuka-Honig, jedoch erfasst der Honigboom auch andere Sorten. In Australien erforscht man beispielsweise mit Hochdruck Jellybush-Honig, der wegen seiner ähnlichen Wirkung »australischer Manuka« genannt wird. In Deutschland beschäftigt sich Professor Karl Speer, Professor für Lebensmittelchemie an der TU Dresden mit dem medizinischen Potential von heimischem Kornblumenhonig. Im Manuka-Boom liegt daher vielleicht die größte Chance für das jahrtausendealte Naturheilmittel Honig: Die wissenschaftliche Anerkennung des vielfältigen und einzigartigen Bienenprodukts.

Viel Lesevergnügen und guten Appetit
wünscht Ihnen
Ihre Astrid Kramer-Wahrenberg

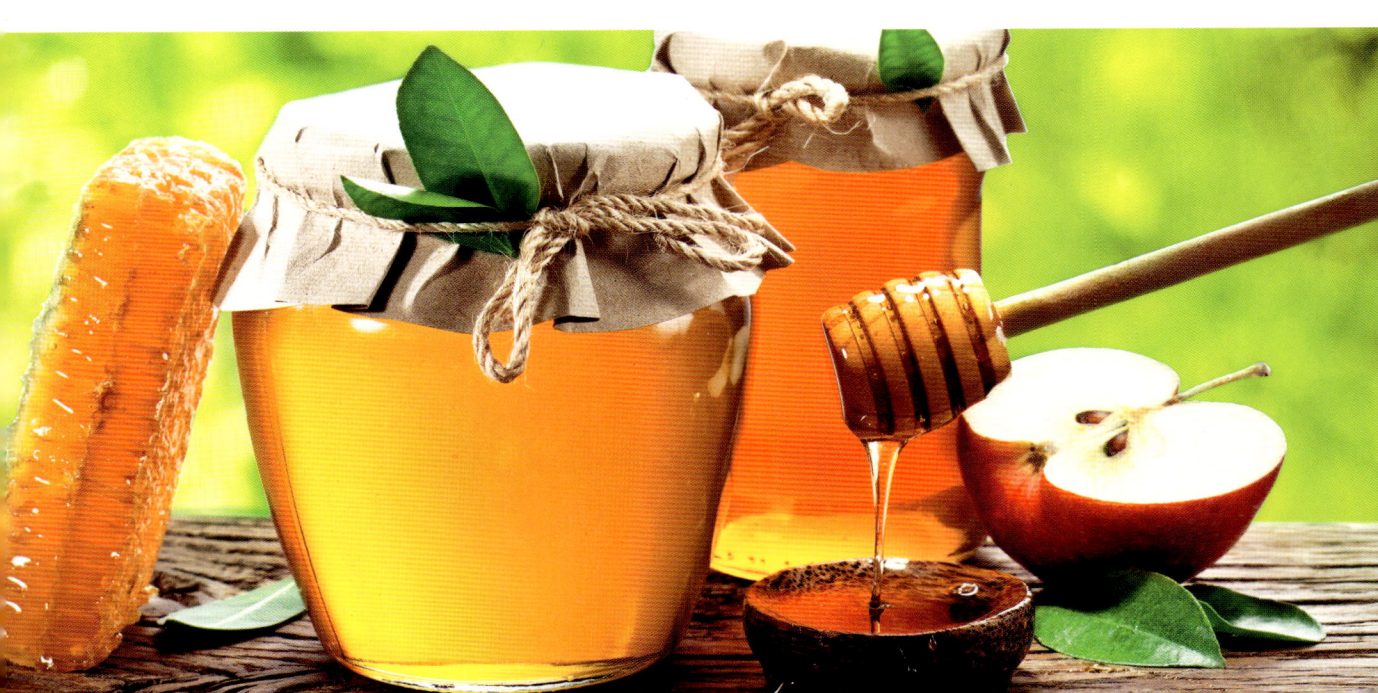

Aufstieg, Blütezeit
und Niedergang des Honigs

Etwa 7000 vor Christi Geburt schuf ein unbekannter Künstler in einer Höhle in der heutigen spanischen Provinz Valencia ein Gemälde von zeitloser Schönheit. Darauf zu sehen ist ein schlanker Körper, der eine schwindelerregend lange Strickleiter bis zu einer Felsenhöhle erklimmt. Eine Hand greift in ein dunkles Loch, die andere hält einen Korb oder eine Kalebasse (ein Gefäß für Aufbewahrung und Transport von Flüssigkeiten) und von rechts nähert sich ein Schwarm Bienen. Diese Zeichnung eines Honigjägers oder einer Honigjägerin gehört zu den berühmtesten und ältesten Dokumenten zur Geschichte des Honigs.

Schon in der Steinzeit war das Bienenprodukt beliebt

Honig war für unsere Vorfahren extrem kostbar. Selten, zuckersüß, energiereich und unter großer Gefahr erbeutet, war er eine besondere Delikatesse auf dem Speiseplan. Um an den süßen Vorrat der wilden Bienen zu gelangen, riskierten die Honigjäger Leib und Leben. Die Waben wilder Bienenvölker befinden sich oft

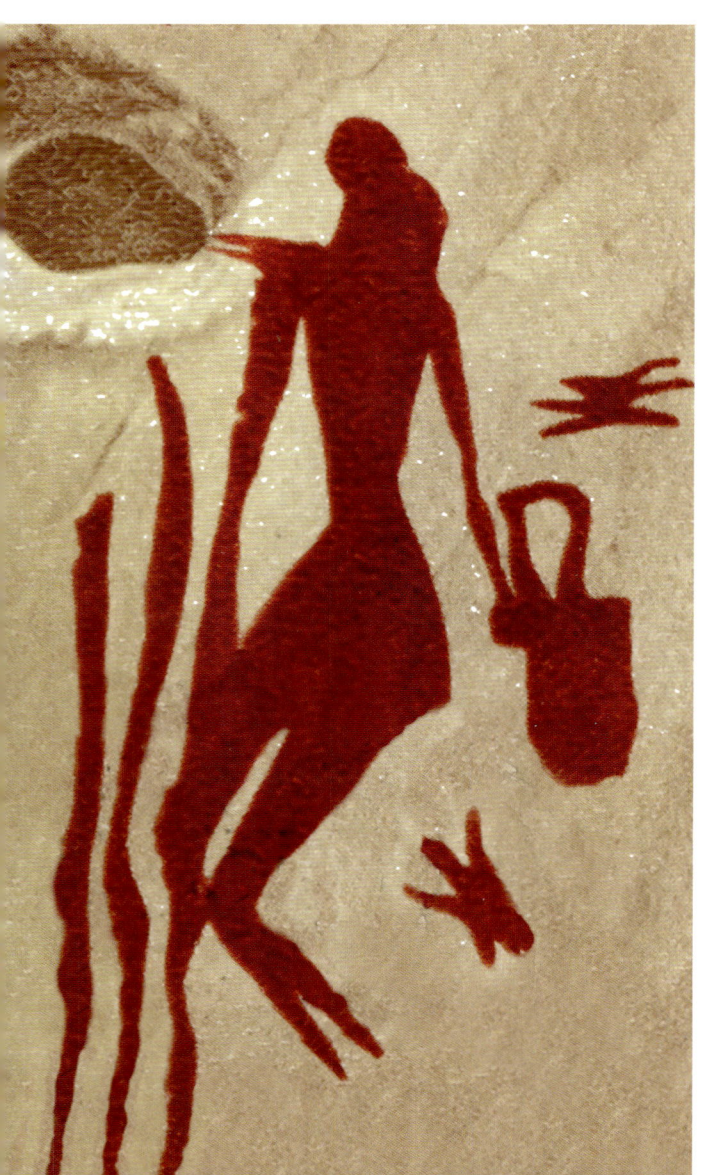

Mesolithische Felsmalerei eines Bienenjägers in den Cuevas de la Araña, Provinz Valencia, Spanien (zwischen 10000 und 6000 v. Chr.)

in großer Höhe, entweder in Baumhöhlen oder an steilen, überhängenden Felsvorsprüngen. Im Himalaya-Gebirge in Nepal gehen Honigjäger dieser gefährlichen Jagd bis heute exakt genauso nach. Wie die Steinzeitmenschen erklimmen sie scheinbar unbezwingbare Steilwände barfuß auf fragilen Bambusleitern, in einer Hand ein glimmendes Räucherwerk, das den wild gewordenen Bienenschwarm vertreiben soll, in der anderen einen Korb, um die Honigwaben zu bergen. Diese Männer sind in ihrer Gemeinschaft hochgeschätzt.

Das dürfte im Altertum nicht anders gewesen sein. Auf Schrifttafeln der Sumerer, sie lebten im 2. Jahrtausend vor Christus und gelten als erste Hochkultur in der Menschheitsgeschichte, finden sich Hinweise auf das süße Bienenprodukt. Die Keilschrift beschreibt Rezepte für Medikamente und Salben, Übersetzer konnten darunter das Wort »Honig«, wahrscheinlich im Zusammenhang mit einer Wundauflage, entziffern.

Auch auf dem asiatischen Kontinent wird Honig seit Jahrtausenden geschätzt. In den Sanskrit-Schriften der indischen Heilkunst Ayurveda, die vor etwa dreitausend Jahren entstanden, beschreiben ihn die Heiler als überragendes Lebensmittel und nach heutigen Maßstäben wie ein Superfood. Honig soll nach ayurvedischem Verständnis alle Gewebe nähren, die Verdauung regenerieren und wie ein Entgiftungsmittel schädliche Substanzen aus dem Körper lösen.

Ein hoch entwickeltes Imkereiwesen kannten auch schon die alten Griechen, die um 800 vor Christus im heutigen Italien, Sizilien, Frankreich, Nordafrika und Kleinasien lebten. Die Imkerei war ein bedeutender Zweig ihrer Landwirtschaft. Für ertragreiche Bienenplätze wurden sogar von höchster Stelle Vorgaben erlassen, die den Mindestabstand zwischen den aufgestellten Bienenbeuten regelte, damit sich die Imker nicht zu sehr in die Quere kamen. Der griechische Universalgelehrte und Naturwissenschaftler Aristoteles (384 – 322 v. Chr.) erforschte die Lebensweise des Bienenvolkes systematisch. Von seinen Aufzeichnungen profitierten später die Römer, die ebenfalls sehr erfolgreich imkerten. Sie hielten die Bienenkönigin damals übrigens für einen König, der sein Volk überwacht, die Arbeit verteilt und bei Überbevölkerung dafür sorgt, dass ein junger König mit einem Teil des Volkes auszieht und neues Terrain besiedelt.

In der Antike wurde die Honigbiene verehrt

Sowohl die alten Griechen als auch die alten Römer verehrten die Biene nicht nur wegen des süßen Honigs, sondern bewunderten sie wegen ihres Fleißes und der scheinbar von höheren Mächten gelenkten, staatenbildenden Organisation. Die Honigbiene wurde in der Antike daher immer auch in Beziehung zu Göttergestalten gebracht. Zeus und Bacchus sollen etwa als Kinder von Bienen ernährt worden sein, Apollon galt als Beschützer der Bienen und sein Sohn soll der Sage nach die Bienenzucht begründet haben. An Ehrentagen der Gottheiten, aber auch wenn jemand starb, brachten die Menschen Honigopfer.

Imkern im Mittelalter

Im Mittelalter lag die Bienenarbeit in Europa in der Hand der Zeidler. Es waren angesehene Leute, die Privilegien genossen. Sie hatten beispielsweise eigene Gerichte, durften Waffen (meist Armbrust) tragen, Holz schlagen, sich frei im Wald bewegen und Vögel und kleine Säugetiere jagen. Dafür mussten sie den Herrschenden einen Honig- und Wachszins abliefern. Wachs war ebenso wie Honig ein kostbares Gut. Daraus entstanden Kerzen für Kirchen und die Häuser der Adeligen. Arme Leute mussten mit übel riechenden, qualmenden Lichtquellen aus tierischem Fett vorlieb nehmen.

Die Zeidler hielten ihre Bienen in Höhlen, die sie eigens in ausgewählte Bäume schlugen. Sie schnitten nur einen Teil der Honigwaben heraus, so dass das Volk genügend Vorräte zum

Stradanus (1523 – 1605): Bäuerliche Imkerei, 16. Jahrhundert

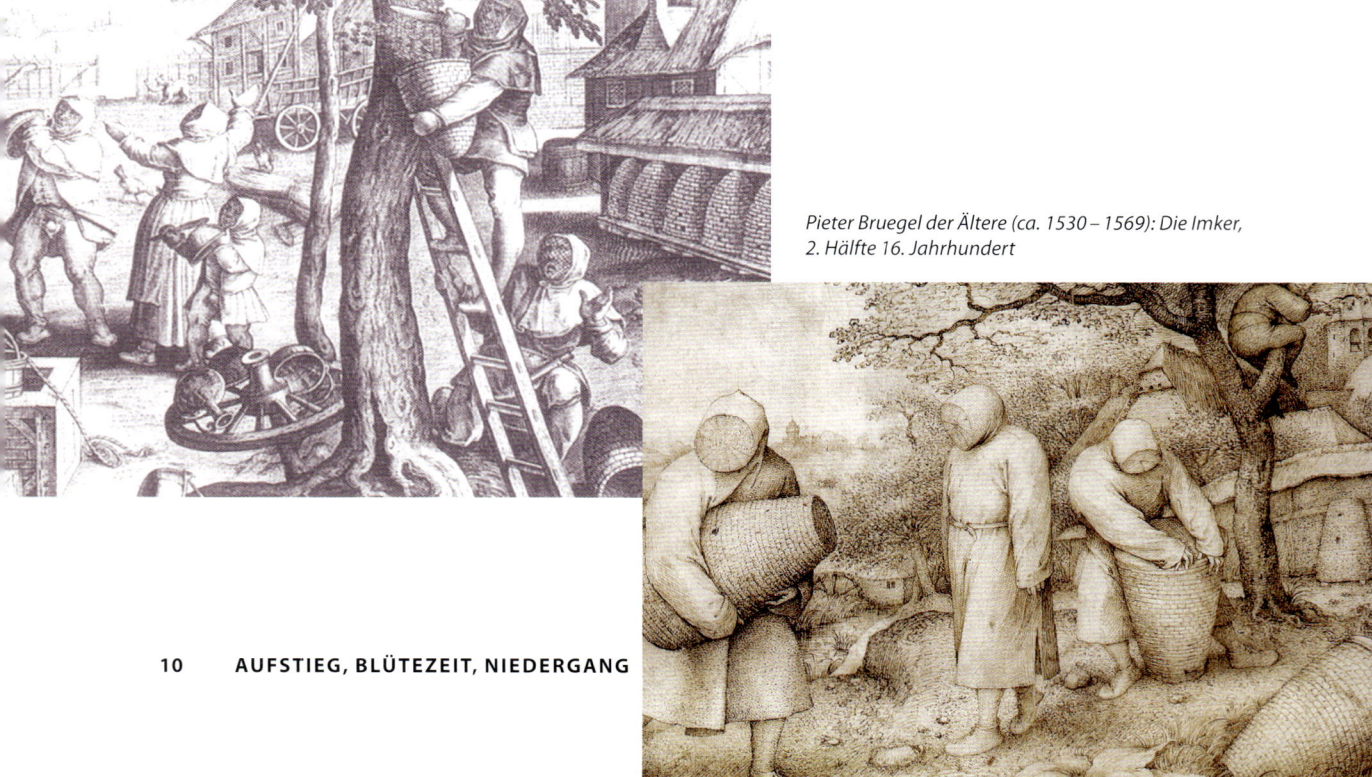

Pieter Bruegel der Ältere (ca. 1530 – 1569): Die Imker, 2. Hälfte 16. Jahrhundert

Überleben hatte. Wer geschickt in der Bienenhaltung war, brachte es auf mehrere Hundert Bienenbäume und einen gewissen Wohlstand. Besonders viele Zeidler gab es in Gegenden mit vielen Nadelholzbeständen, wie etwa in der Region rund um Nürnberg. Dort blühte das Zeidlerwesen im Mittelalter. Und noch heute backen viele Nürnberger Konditoren ihre Lebkuchenspezialitäten mit Honig.

Zuckerboom in Zeiten der Industrialisierung

Der Niedergang der Zeidlerei kam schleichend. Mitte des 17. Jahrhunderts gab es zum ersten Mal ein aus Zuckerrüben hergestelltes Süßungsmittel. Dieser Zucker war anfangs noch kostbarer als Honig und blieb den Reichen vorbehalten. Mitte des 19. Jahrhunderts kam die Zuckerindustrie dann in Schwung. Gleichzeitig verlor Honig an Bedeutung und Ansehen. Die Süße für Tee, Brei, Marmelade, Kuchen und Naschwerk war plötzlich massenhaft verfügbar und für jeden erschwinglich. Bis ins 18. Jahrhundert hinein setzten Ärzte Zucker sogar als Heilmittel bei Wunden, gegen Fieber, Husten und Durchfall ein. Vielleicht schlossen sie aufgrund der Süße auf eine ähnlich heilkräftige Wirkung, wie ihn Honig besitzt. Durch diesen Wandel sank die Nachfrage nach Honig drastisch, bis Ende des 19. Jahrhunderts die Waldbienenzucht in Europa fast überall verschwunden war.

Fortgeführt wurde sie aber zum Beispiel im russischen Uralgebiet, wo diese uralte Tradition bis heute nicht völlig aufgegeben wurde. Polnische Wissenschaftler haben die Waldbienenhaltung wiederentdeckt und viele Völker in ihrem Land erfolgreich angesiedelt. Auch in Deutschland erlebt diese Art der Bienenhaltung eine Renaissance. Sie entstand vor dem Hintergrund, dass die ertragsorientierte Imkerei mit vielen Problemen zu kämpfen hat: der Monokultur, der Pestizidbelastung und Bienenkrankheiten. Imker, die ihre Bienen so natürlich wie möglich halten wollen, experimentieren mit dieser Haltungsform, da sie der ursprünglichen Lebensweise des Bienenvolks am nächsten kommt. Die Initiative Mellifera e.V. (www.mellifera.de), die die wesensgemäße Demeter-Bienenhaltung vertritt, hat unter dem Namen »Freibeuter« eine Gruppierung gegründet, die sich mit den Themen moderne Zeidlerei und wild lebende Honigbienen beschäftigt. Im Schweizer Alpenland setzt sich der Verein »free the bees« seit 2014 für die Wiedereinführung der traditionellen Zeidlerei ein. Weil die naturnahe, extensive Zeidlerei nur sehr geringe Honigernten ermöglicht, ist sie aber bislang eher eine Liebhaberei und ein Naturschutzprojekt.

Moderne Zeidlerei in der Stadt

Möglicherweise hat die alte Zunft aber ausgerechnet in der Stadt eine Zukunft. Mitten in Frankfurt am Main, im Botanischen Garten, können

Besucher seit Frühjahr 2016 einen Zeidlerbaum bestaunen. Errichtet wurde dieser von Antonio Gurliaccio und Moses Martin Mrohs, die sich selbst »die Bienenbotschafter« nennen. Die beiden Imker engagieren sich für eine möglichst artgerechte und wesensgemäße Haltung der Bienen. »Jedes Jahr gehen viele Bienenschwärme zu Grunde, weil sie in der Natur keine geeigneten Nistplätze mehr finden«, sagt Gurliaccio. Leider würden aus Sicherheitsgründen gerade alte Bäume mit Höhlen gefällt, die Vögeln, wild lebenden Honigbienen und anderen Insekten geeignete Rückzugsräume bieten. »Ohne eine schützende Behausung kann ein wildes Bienenvolk in unseren Breiten nicht überleben«. Das bislang einzigartige Stadt-Zeidler-Projekt haben die Bienenbotschafter, das Umweltdezernat der Stadt Frankfurt und der Botanische Garten Frankfurt initiiert.

A. Gurliaccio am Zeidlerbaum im Botanischen Garten, Frankfurt

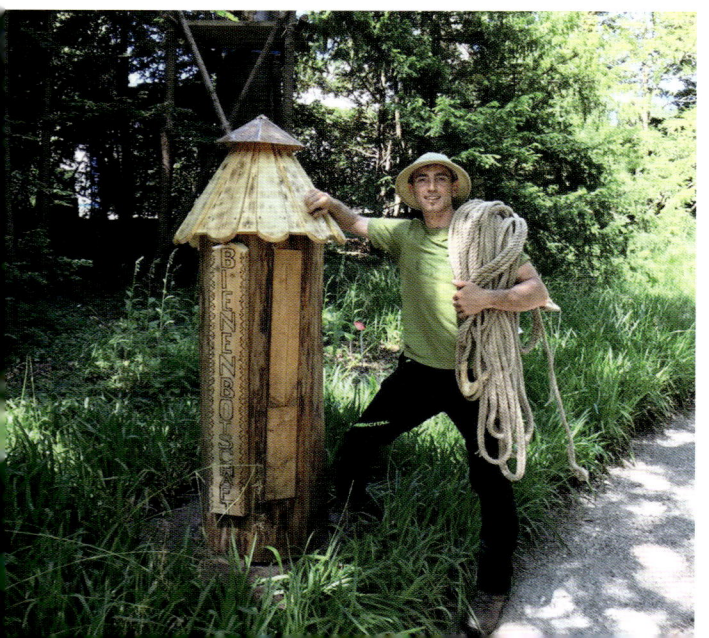

Die Idee dahinter: In Frankfurt wie in anderen Städten erreichen die Einsatzzentralen der Feuerwehr jedes Jahr im Sommer mehrere Hundert Anrufe von besorgten Bürgern, die herrenlose Bienenschwärme melden. Nicht jeder freut sich über 20 000 und mehr Bienen, die sich unter der Linde im Biergarten zu einer Traube sammeln, die Bank in der Fußgängerzone besiedeln oder sich im Schornstein niederlassen, um ein neues Volk zu gründen. Solche Fälle häufen sich, seitdem immer mehr Bienen auf Hochhausdächern oder Balkonen gehalten werden. Oftmals bekommen die Stadtimker nicht mit, wenn die Königin mit einem Teil des Volkes ausschwärmt. Beim Projekt Stadt-Zeidlerei steht daher nicht die Honiggewinnung, sondern das Wohlergehen der für uns so essentiellen Bestäuberinsekten im Mittelpunkt.

Für den Zeidlerbaum haben Gurliaccio und Mrohs keinen lebenden Baum ausgehöhlt. Die Bienenwohnung entstand in einer toten Rotbuche. Außerdem haben die Imker zwei sogenannte Klotzbeuten angefertigt und mit einem Seilzug vier bis sechs Meter hoch in alte Baumriesen gehievt. Klotzbeuten sind Baumhöhlen nachempfunden. Es handelt sich um etwa 1,60 Meter hohe, ausgehöhlte Baumstämme, ausgestattet mit einem schützenden Dach, Einfluglöchern für die Bienen und einer Revisionsklappe, über die der Imker einen Blick ins Innere werfen kann. So lässt sich kontrollieren, wie es den Bienen geht, ob das Volk genügend Wintervorrat hat und wie es um die Gesundheit bestellt ist. Um in die luftige

Höhe zu gelangen, müssen die Bienenbotschafter Klettergurte und Seile anlegen. Ohne menschliche Fürsorge stünden die Überlebenschancen der Bienen schlecht. Das liegt vor allem an der Varroamilbe, die derzeit zu den größten Bedrohungen der Bienen zählt. Die Milbe befällt Bienenlarven und überträgt außerdem Viren und Bakterien, die die Biene zusätzlich schwächen. Varroafreie Völker gibt es nicht mehr, daher muss der Mensch die Milbe zweimal im Jahr mit speziellen Mitteln bekämpfen (mehr zum Thema auf Seite 28). Das funktioniert auch mit den mobilen Klotzbeuten.

Die Bienen haben offensichtlich ihre Herkunft nicht vergessen. »Wenn ein Bienenschwarm die Wahl zwischen einer herkömmlichen Holzkiste und einer Klotzbeute hat, zieht er in die baumhöhlenähnliche Behausung ein«, sagt Imker Gurliaccio, der das mehrfach ausprobiert hat. »In der Natur gibt es nämlich keine rechteckige Kiste mit glatten Innenwänden als Bienenwohnung«. In ihrem natürlichen Zuhause leben die Bienen mit vielen Mikroorganismen, Bakterien und zahlreichen kleinen Lebewesen wie z. B. dem Bücherskorpion, auf dessen Speisezettel die Varroamilbe steht, zusammen. Diese Wohngemeinschaft beschäftigt gerade Bienenforscher auf der ganzen Welt, sie könnte ein Schlüssel für gesunde Honigbienen sein.

Auch das Zeidlerprojekt im Botanischen Garten könnte vielleicht bald bundesweit Schule machen. Kurz nachdem Baumhöhle und Klotzbeuten eingerichtet waren, zogen wilde Schwärme ein. Inzwischen ist es weit über Frankfurt bekannt. Seit Ende 2017 sind Gurliaccios Klotzbeuten sogar Teil eines Feldforschungsprojektes und mit empfindlichen Sensoren verkabelt. Sie messen unter anderem Daten zu Feuchtigkeit und Temperaturen im Bienennest und sind für den Biologen Torben Schiffer ein wichtiges Puzzlestück in der Erforschung der ursprünglichen Lebensweise des einstigen Waldinsekts (www.beenature-project.com). Schiffer gehört zum Team um Professor Dr. Jürgen Tautz, einem der renommiertesten Bienenexperten Deutschlands am Biozentrum der Uni Frankfurt.

Die Biene in der Kiste

Die gängige Art Bienen zu halten, bleibt aber sicherlich die so genannte Magazinbeute. Das ist eine rechteckige oder quadratische Holzkiste, auf die man weitere Stockwerke für die Honigernte setzen kann. Als Erfinder gilt der amerikanische Pastor Lorenzo Lorrain Langstroth, der diese Art der Bienenbehausung 1852 zum Patent anmeldete. In der Fachsprache heißen sie »Beuten«. Diese mobilen Bienenhäuser revolutionierten die Imkerei weltweit und breiteten sich schnell aus. Durch diese Erfindung war es erstmals möglich, die von Bienen gebauten Honig- und Brutwaben mittels beweglicher Holzrähmchen aus dem Bienenstock herauszunehmen und wieder hineinzustecken, ohne das Bauwerk zu zerstören. Zahlreiche später entwickelte Beutensysteme gehen auf Langstroth's Urform der Bienenwohnung zurück.

Wunden *sanft heilen*

Honig wurde zu allen Zeiten der Menschheitsgeschichte als Medizin und Heilmittel geschätzt. Im alten Ägypten setzte man Honig etwa bei chirurgischen Eingriffen als Desinfektionsmittel und für Wundverbände ein.

Von der Antike bis in die Moderne

Ein besonders wertvolles Dokument ist der Papyrus Edwin Smith, der zur Zeit der ägyptischen Pharaonen um 1550 v. Chr. entstanden ist. Namensgeber ist der Amerikaner Edwin Smith, der das uralte Papier 1862 von einem ägyptischen Händler gekauft hatte. Der altägyptische medizinische Text beschreibt die Behandlung von Wunden, darunter offene Wunden, Brüche und Zerrungen. Als wichtigste Sofortmaßnahme galt damals eine Auflage aus frischem Fleisch. Ab dem 2. Tag folgten Verbände mit Öl/Fett, Honig und Fasern.

Auch der griechische Arzt Hippokrates (460 – ca. 375 v. Chr.) behandelte mit Honig Wunden und pries ihn als Allheilmittel. Plinius der Ältere (23 v. Chr. – 79 n. Chr.), der zwar kein Arzt, aber ein allgemein gelehrter Mann war, bezeichnete Honig als Himmelsmedizin. In seiner berühmten Naturenzyklopädie Naturalis historica schrieb er: »Unter allen diesen Thieren nun verdienen die Bienen mit Recht den ersten Platz und die meiste Bewunderung, weil sie allein um der Menschen willen geschaffen worden sind. Sie sammeln Honig, den süßesten, feinsten und heilsamsten Saft …« Ohne Mikroskop, Ultraschall, Röntgenstrahlen und andere Errungenschaften der modernen Medizin bezogen Heilkundige ihr Wissen vor allem aus der Überlieferung sowie der Beobachtung der belebten und unbelebten Natur. Dazu kam noch ein ausgeprägtes magisches Denken. Was der Universalgelehrte Plinius seinerzeit an Rezepturen aufgeschrieben hat,

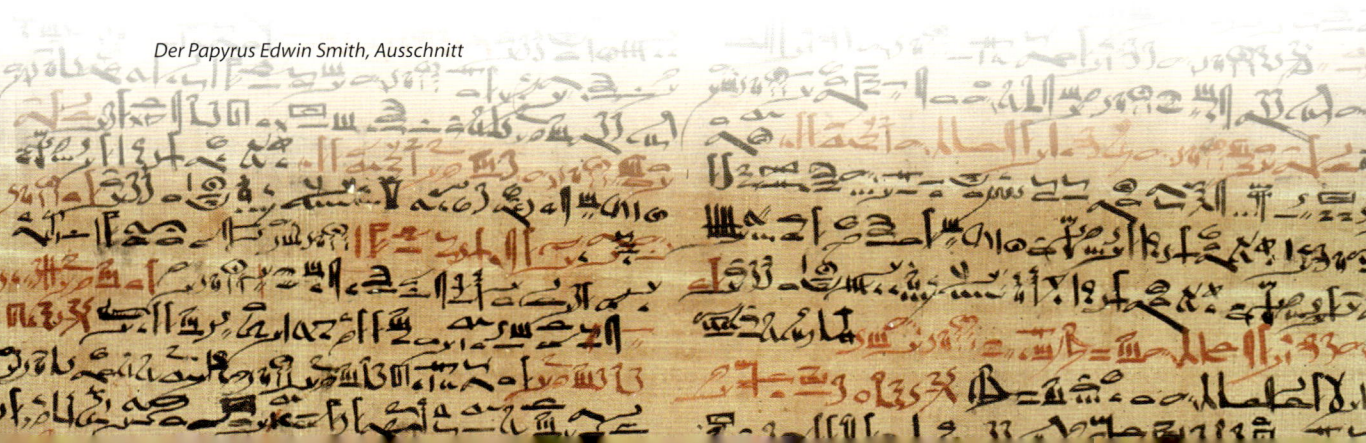

Der Papyrus Edwin Smith, Ausschnitt

hört sich heute etwas seltsam an. Die Asche von Mäusen mit Honig ins Ohr geträufelt, sollte etwa Ohrenschmerzen lindern, für einen angenehmen Atem empfahlen die Gelehrten den Leuten, ihre Zähne mit Mäuseasche und Honig abzureiben. Sehr viele Honig-Rezepturen beziehen sich auch in diesem Werk auf die Behandlung von Wunden und entzündeter Haut. Plinius schreibt etwa, dass eine Wundauflage aus Wolle mit Honig, Wein oder Essig oder kaltem Wasser und Öl Geschwüre heilt.

Klostermediziner verwenden Honig in fast jeder Rezeptur

Die Aufzeichnungen von Plinius wiederum legten den Grundstein für die Klostermedizin. Medizinhistoriker verorten diese Ära in die Zeit des frühen und hohen Mittelalters vom 8. bis zum 12. Jahrhundert. Mönche und Nonnen leisteten damals über Jahrhunderte hinweg überwiegend die medizinische Versorgung der Bevölkerung. Dabei führten sie die Arbeit der Heiler aus der Antike fort und entwickelten das überlieferte Wissen aufgrund eigener Beobachtungen weiter. »Für die Heilkundigen dieser Zeit war Honig nach Wein wohl die zweitwichtigste Grundlage der Rezepturen«, sagt Dr. Johannes G. Mayer, Mitglied der Forschergruppe Klostermedizin. Honig diente den Ordensbrüdern und -schwestern vor allem zur Konservierung der Heilpflanzen, die nicht zu allen Jahreszeiten frisch verfügbar waren. Honig macht Lebensmittel durch seinen hohen Zuckergehalt länger haltbar. »Außerdem waren die teilweise sehr bitteren aber auch scharfen Kräutermischungen ohne Honig kaum genießbar«, sagt Mayer. Vor allem bei Erkrankungen der Atemwege und des Magens sowie der Behandlung von Wunden spielte die desinfizierende und heilende Wirkung des Honigs eine Rolle.

Besonders große Bedeutung hatte Honig im »Lorscher Arzneibuch«, das zwischen 790 und 795 im Reichskloster Lorsch bei Worms entstanden ist, und das seit 2013 zum Weltdokumentenerbe der UNESCO gehört. Es markiert den Beginn einer neuen Zeitrechnung in der Medizin. Zum ersten Mal verbinden sich die Erkenntnisse der antik-heidnischen Medizin mit christlichen Glaubensinhalten. Seither galt die Behandlung Kranker nicht mehr als unstatthafter Eingriff des Menschen in den Heilsplan Gottes, sondern als Akt christlich gebotener Nächstenliebe. »Leider ist der Name des Mönchs nicht bekannt, der diese Texte zusammengestellt hat«, sagt Mayer. In dieser medizinhistorisch bedeutsamen Sammlung finden sich medizinische Schriften und Arzneimittelrezepte aller großen Ärzte und weiterer Autoren auf dem Gebiet der Medizin, darunter von Plinius dem Älteren, Dioskurides, einem Zeitgenossen des Plinius, und Galen von Pergamon (2. Jh. n. Chr.), ebenfalls ein bedeutender Arzt der Antike.

Naturheilkunde entdeckt Honig als Medizin

Einige der überlieferten Honigrezepte haben es bis in die Neuzeit und in unsere Hausapotheke geschafft. Fenchelhonig bei Erkältungen gehört dazu oder ein aus Rettich und Honig gewonnener Hustensirup. Viele kennen wahrscheinlich aus der Kindheit die warme Honigmilch als Schlaftrunk, Lindenblütentee mit Honig bei Husten, Schnupfen, Heiserkeit und Zwiebel-Honig-Auflagen bei Ohrenschmerzen. Daran hat die Lebensreform- und Naturheilkundebewegung, die Mitte des 19. Jahrhunderts aufkam, einen großen Anteil. Einer der bekanntesten Vertreter ist der als Wasserdoktor bekannt gewordene Sebastian Kneipp. Wenige wissen, dass er selbst Bienen hielt und eine Abhandlung über die Imkerei geschrieben hat. Er schätzte Honig sehr, schrieb ihm unter anderem lösende, reinigende und stärkende Wirkungen zu. Im Tee gelöst sollte er Verschleimungen lindern und Magenschwüre heilen. Kneipp empfahl Honig wie schon antike Heiler auch bei Wunden. Eine Honigsalbe aus Mehl, Honig und etwas Wasser war seine bevorzugte Medizin bei Geschwüren.

Mit der Entdeckung moderner Antibiotika geriet die Wundbehandlung mit Honig jedoch zunehmend in Vergessenheit – um jetzt wieder gefragter denn je zu sein. Laut einer aktuellen Studie des Europäischen Zentrums für Prävention und Kontrolle von Krankheiten (ECDC) infizieren sich jedes Jahr 2,6 Millionen Menschen in Europa im Krankenhaus mit Keimen. Die Wissenschaftler haben dafür Daten aus den Jahren 2011 und 2012 aus 30 europäischen Ländern ausgewertet. Etwa 91 000 Menschen sterben daran. Ein besonderes Problem sind so genannte multiresistente Keime, darunter Methicillin-resistenter Staphylococcus aureus (MRSA), die mit herkömmlichen Antibiotika sehr schwer zu behandeln sind. Viele dieser Keime sind unempfindlich gegenüber den gängigen Antibiotika. Solche Infektionen sind besonders gefährlich für Patienten mit geschwächtem Immunsystem, darunter Kinder und alte Menschen sowie für Patienten mit Wunden, etwa nach einer Operation. Über die verletzte Haut können Bakterien leicht in den Körper eindringen. Gelangt eine Infektion mit MRSA-Keimen in die Blutbahn, kann der ganze Körper betroffen sein.

Seit Anfang der 2000er Jahre setzen verschiedene Kliniken in Deutschland mit Erfolg medizinischen Honig ein. Es handelt sich dabei keineswegs um normalen Speisehonig, sondern um einen mit Gamma-Strahlen sterilisierten Honig. Dieser Medihoney™ zeigt eine besonders starke Wirkung gegenüber Bakterien und sogar gegen antibiotikaresistente Keime wie MRSA. (mehr dazu ab Seite 46).

Textauszug aus dem Lorscher Arzneibuch

38.

Warum schmeckt der Honig süß
und brennt auf der Wunde?
Weil das, was selbst zart ist, beißend ist,
und das, was selbst feucht ist, süß ist.

(38. Frage– Antwort nach aristotelischem Prinzip – Problemata Aristotelis, Blatt 7 v)

Bei Lungenleiden
Koche Butter und Honig zu gleichen Teilen,
bis es eine rote Farbe annimmt,
und verwahre es in einem Büchslein.
Wer vereiterte Lungen hat, nehme nüchtern 1 Löffelchen davon.

(Curationes, Blatt 26 v)

Bild im Hintergrund: Blatt 9 recto des »Lorscher Arzneibuches« (Staatsbibliothek Bamberg)

Wie die Bienen *Honig machen*

Regenwald, Agrarlandschaft, Gebirge oder Heide – so unterschiedlich die Landschaften, aber auch Klima, Wetter und die Vegetationsformen auf der Erde – so unterschiedlich schmeckt auch der Honig.

Von der Wabe ins Glas

Ähnlich wie Wein setzt sich Honig jedes Jahr etwas anders zusammen. Wie die Bienen ihn aus dem Blütensaft herstellen, ist allerdings immer gleich: Sammelbienen saugen mit ihrem Rüssel aus Blütenkelchen eine zuckerhaltige Flüssigkeit, den Nektar. Nachdem die Biene den süßen Saft aufgenommen hat, landet er im Bienenmagen, der korrekte Ausdruck dafür ist Honigblase. Dort vermischt sich der Nektar oder Honigtau mit den bieneneigenen Enzymen. Diese Enzyme spalten den enthaltenen Mehrfachzucker in Einfachzucker (Glukose und Fruktose). In der Honigblase passiert aber noch mehr. Wie eine dünne Membran lässt sie Wassermoleküle passieren. Das entzieht dem frischen Nektar Feuchtigkeit. Die Honigblase ist also nicht so schnell gefüllt und kann noch weiteren Blütennektar aufnehmen. Im Stock angekommen, teilt die Sammelbiene die energiereiche Nahrung gleich mit den Stockbienen oder übergibt ihn an Ammenbienen. Die füttern die Jungbienen damit oder bringen ihn zu den sogenannten Honigmacherinnen, die Vorräte anlegen. Sie trocknen den noch unreifen, feuchten Nektar, damit er gut lagern kann. Dazu tragen sie den flüssigen Pflanzensaft einige Tage lang ständig von Zelle zu Zelle. Während dessen reichern sie ihn weiter mit wertvollen Enzymen an und entziehen ihm parallel im Honigmagen weiter Flüssigkeit. Mit ihrer Brustmuskulatur erzeugen sie Wärme in der Bienenwohnung und mit Flügelschlagen treiben sie den feuchten Nektardunst wie mit einem Ventilator aus dem Haus. So sinkt nach und nach der Feuchtigkeitsgehalt des Nektars. Die Bienen wissen instinktiv, wann der Honig die richtige Konsistenz hat und fertig ist. Den reifen Honig lagern sie schließlich in die Zellen der Honigwaben ein und verschließen sie mit einem Wachsdeckel. So ist er perfekt vor Feuchtigkeit geschützt. Messungen zeigen, dass reifer Honig nur noch zwischen 16 und 18 Prozent Wasser enthält. So hält er sich Monate bis Jahre. Nasser Honig würde anfangen zu gären und rasch verderben.

Je nach Sorte der Blüten schmeckt der Honig sehr unterschiedlich von süß-lieblich über blumig bis kräftig-herb. Das Farbspektrum reicht von fast weiß über cremefarben und karamell bis nahezu schwarz.

Das soziale Leben der Bienen

Alle Individuen in einem Bienenvolk dienen einem Zweck: Dem Fortbestand des Volkes. Eine Biene, die man in der Blüte einer Blume entdeckt, ist alleine gar nicht lebensfähig. Sie ist Teil eines Gesamtorganismus, der in unseren Breiten in einer Höhle lebt, etwa drei Kilo schwer ist, im Jahr 40 Liter Wasser braucht, sich im Winter auf eine handballgroße Kugel zusammenzieht, und im Sommer dehnt sich ihre Aktivität auf eine Fläche von etwa 27 Quadratkilometer aus. Eine Arbeitsbiene braucht ihre Schwestern, um sich warm zu halten, um Pollen, Nektar und Propolis herbei zu schaffen und um Wachs zu produzieren. Sie braucht sie auch, um sich gegen Eindringlinge zu verteidigen und um die Temperatur in der Bienenwohnung zu regulieren.

Jede Biene handelt eigenständig und dabei doch immer im Sinn des großen Ganzen. Die Kommunikation ist sehr komplex: Bienen unterhalten sich unter anderem über Tänze, Vibrationen, Fühlerkontakt, gegenseitiges Füttern und über Duftstoffe – und das permanent. All diese Fähigkeiten und ihre Anpassungsmöglichkeit machen Bienen als Superorganismus so erfolgreich, dass er seit Jahrmillionen existieren kann.

Die Wissenschaft weiß einiges über das Zusammenleben im Bienenvolk, und die Erkenntnisse lassen einen staunen, etwa die Rolle der Königin. Alle weiblichen Bienen eines Volkes sind ihre Töchter. Die Königin ist die einzige, die Eier legt. Nur im Hochsommer, während der Paarungszeit, leben Männer, die Drohnen, im Staat. Die Königin produziert ständig einen Duftstoff, das so genannte Königinnenpherohormon. Es repräsentiert ihre Anwesenheit, sorgt für eine harmonische Ordnung im Bienenstaat und unterdrückt die Funktion der Eierstöcke der weiblichen Tiere. Die Königin ist aber nicht die Herrscherin. Nimmt ihre Leistungsfähigkeit ab, zieht sich das Volk eine neue, junge Königin heran. Stirbt die Königin plötzlich, gibt es eine Art Notfallprogramm: Ohne den Duftstoff der Königin entwickeln sich die Eierstöcke der Arbeiterinnen und sie beginnen zu legen. Weil sie nicht begattet sind, schlüpfen aus ihren Eiern nur männliche Bienen. Das Volk ist zwar dem Untergang geweiht, aber dadurch besteht die Möglichkeit, wenigstens noch das eigene Genmaterial weiterzugeben.

Das Bienenvolk

Im Winter leben in einem Volk etwa 8000 bis 10000 Bienen. Im Frühjahr wächst die Anzahl rasch. Auf dem Höhepunkt der Entwicklung im Sommer können es 30000 bis 40000 Bienen sein. Nektar und Pollen kommen täglich in Hülle und Fülle herein, alle Waben sind mit Brut belegt, es wird eng in der Behausung und die Königin findet keine leeren Zellen mehr zur Eiablage. Naturgemäß möchte sich das Volk jetzt teilen und vermehren. Die Bienen ziehen sich eine oder mehrere neue, junge Königinnen heran. Dazu bauen sie spezielle, größere, runde Königinnenzellen. Die Larven darin bekommen ausschließlich Gelee Royale, eine Art Superfood. Kurz bevor die zukünftige Königin schlüpft, zieht die alte Königin mit etwa der Hälfte des Volkes aus und sucht sich eine neue Behausung.

Die Honigernte fällt sehr unterschiedlich aus, von Standort über Wetter bis zur Stärke des Volkes und der imkerlichen Betriebsweise. Im Schnitt sind es 20 bis 30 Kilogramm pro Volk. Wie oft der Imker ernten kann, ist auch sehr unterschiedlich. Gewöhnlich sind es in unseren Breiten ein bis zwei Ernten. Wandert er mit seinen Bienen — das heißt er fährt die Bienenkästen dorthin, wo es gerade blüht – kann er bis zu drei- oder viermal ernten.

Süßer Tau aus dem Wald

Neben Nektar sammeln Bienen auch Honigtau. Damit sind die zuckersüßen Ausscheidungen von pflanzensaugenden Insekten wie Blatt-, Schildläuse und Zikaden gemeint. Sie stechen Blätter oder Nadeln von Bäumen an, trinken den Saft und filtern dabei aus der nährstoffreichen Lösung vor allem die Eiweißbestandteile heraus. Der enthaltene Zucker wird mit Enzymen angereichert und wieder ausgeschieden. Die klebrigen Tröpfchen liegen wie Tau auf den Nadeln und Blättern der Bäume. Viele Autofahrer kennen das, wenn ihr Auto unter einer Linde oder einem Ahorn steht und Scheibe und Motorhaube wie mit Zuckerguss besprenkelt sind.

Aus diesem Honigtau machen die Bienen den dunklen, kräftig-würzigen Waldhonig. Den gibt es allerdings nicht in jedem Jahr, weil viele unterschiedliche Faktoren zusammen kommen müssen. Unter anderem brauchen die Blattläuse ganz bestimmte Temperaturen, um sich gut zu entwickeln. Selbst ein einzelnes, kräftiges Gewitter kann die Ernte des Honignektars beenden, weil er von den Blättern gespült wird und viele Läuse den kräftigen Regen nicht überleben.

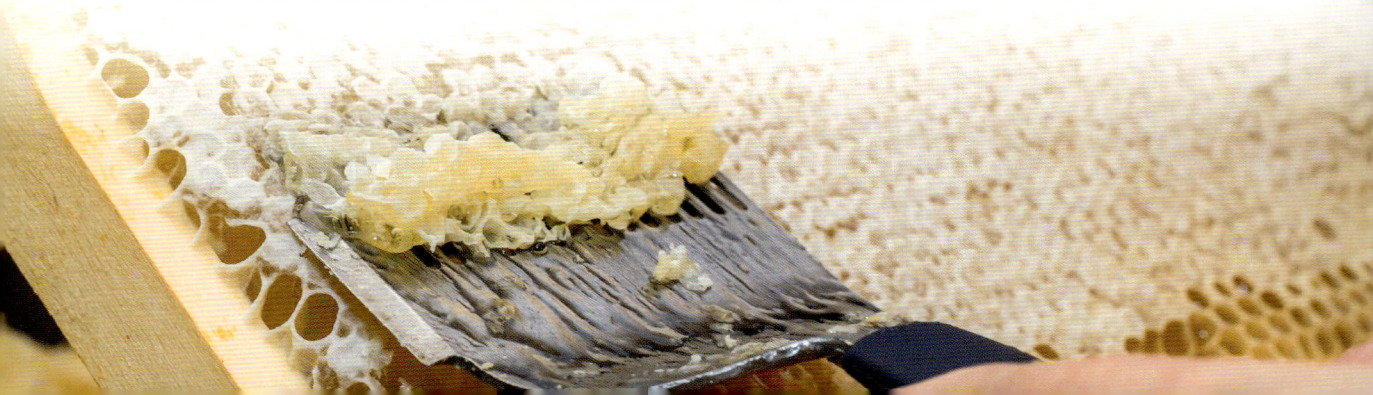

Wie eine Waschmaschine im Schleudergang

Der Imker erntet nur Honigwaben, auf denen mindestens drei Viertel der Zellen mit einem Wachsdeckel verschlossen sind. Mit der so genannten Entdeckelungsgabel – sie sieht aus wie ein engmaschiger Metallkamm und hat sehr spitze Zähne – fährt er in flachem Winkel über die Honigwabe und entfernt dabei die Wachsdeckel von den Zellen. Danach kommen die Waben in die Honigschleuder. Im Prinzip arbeitet sie nach dem gleichen Prinzip wie eine Waschmaschine im Schleudergang. Die Trommel der Honigschleuder steht dabei aufrecht. Der herausgeschleuderte Honig sammelt sich am Grund des Edelstahlgefäßes und läuft über ein gröberes und dann über ein haarfeines Sieb in einen Eimer. Die Siebe filtern Fremdkörper, beispielsweise Holzteilchen und Wachskrümel heraus.

Warum mancher Honig flüssig bleibt und anderer nicht

Der gesiebte Honig durchläuft jetzt noch einen Klärungsprozess. Dafür ruht er zwei bis drei Tage in Fässern oder Eimern. Während dessen steigen winzige Wachspartikel und eingeschlossene Luft an die Oberfläche und setzen sich als leicht schaumige Schicht ab. Der Imker nimmt diesen Schaum mit einem Teigschaber ab. Flüssige, klare Honige wie Akazienhonig oder Waldhonig werden jetzt in Gläser gefüllt. Blütenhonige müssen noch gerührt werden, damit sich darin keine großen Zuckerkristalle bilden. Das mögen die meisten Honigliebhaber nicht. Sie bevorzugen feincremigen Honig. Der lässt sich auch viel besser mit einem Löffel oder Streichmesser aus dem Glas herausnehmen und verstreichen. Das geht mit kristallisiertem Zucker im Honig mit der Zeit oft nur sehr schwer, weil er so fest wird. Wie schnell die zähflüssige Substanz eindickt, darüber entscheiden die Zuckerarten. Honig enthält über zwanzig verschiedene davon, vor allem aber Traubenzucker (Glukose) und Fruchtzucker (Fruktose). Ein Honig, der viel Traubenzucker enthält, wird schnell fest. In Akazienhonig überwiegt Fruktose, er bleibt jahrelang flüssig.

Qualitätskriterien

Honig ist ähnlich wie Bier eines der wenigen Lebensmittel, für das es in Deutschland eine eigene Verordnung gibt. Die Honigverordnung definiert ziemlich genau, wie Honig beschaffen sein muss. Dem Naturprodukt dürfen beispielsweise keine anderen Stoffe hinzugefügt werden. Blütenpollen gelten dabei als ein natürlicher Bestandteil und nicht als Zutat. Ein weiteres wichtiges Kriterium ist der Wassergehalt. Er darf höchstens 20 Prozent betragen, bei dem besonderen Heide-Honig sind maximal 23 Prozent erlaubt. Ist mehr Wasser enthalten, fängt der Honig an zu gären.

»Echter Deutscher Honig« unter dem Warenzeichen des Deutschen Imker-Bundes (D.I.B.) hat Qualitätskriterien zu erfüllen, die über die Mindestanforderungen der Honig-Verordnung hinausgehen. Unter anderem darf der Wassergehalt im Honig 18 Prozent nicht übersteigen.

Die Substanz mit dem komplizierten Namen Hydroxymethylfurfural (HMF) spielt bei Laboruntersuchungen immer eine wichtige Rolle. HMF ist ein Abbauprodukt von Zuckern, das in frischem Honig nicht oder nur in geringen Spuren vorkommt. Ein niedriger HMF-Gehalt weist auf einen schonend verarbeiteten, naturbelassenen Honig hin. Honig, der erhitzt oder der lange Zeit zu warm gelagert wurde, weist erhöhte HMF-Werte auf. Ausnahmeregeln gelten für Honige aus tropischem Klima, weil dort naturgemäß höhere Temperaturen herrschen.

Es geht auch Bio

Die Vorschriften der Bioverbände wie Demeter, Bioland und Naturland für Honig sind ebenso streng und gehen in puncto Bienenhaltung noch darüber hinaus.

Natürlich kann man Bienen nicht sagen, wohin sie fliegen sollen, schon gar nicht gezielt auf ein Bio-Feld. Das ist bei unserer intensiv genutzten Landwirtschaft und einem Flugradius der Bienen von drei Kilometern nicht möglich. Öko-Imker sprechen daher lieber von Honig aus ökologischer Bienenhaltung. Der Schwerpunkt liegt auf einer möglichst artgerechten Haltung der Bienen, dem Verzicht auf aggressive Medikamente und dem ganzheitlichen Ansatz.

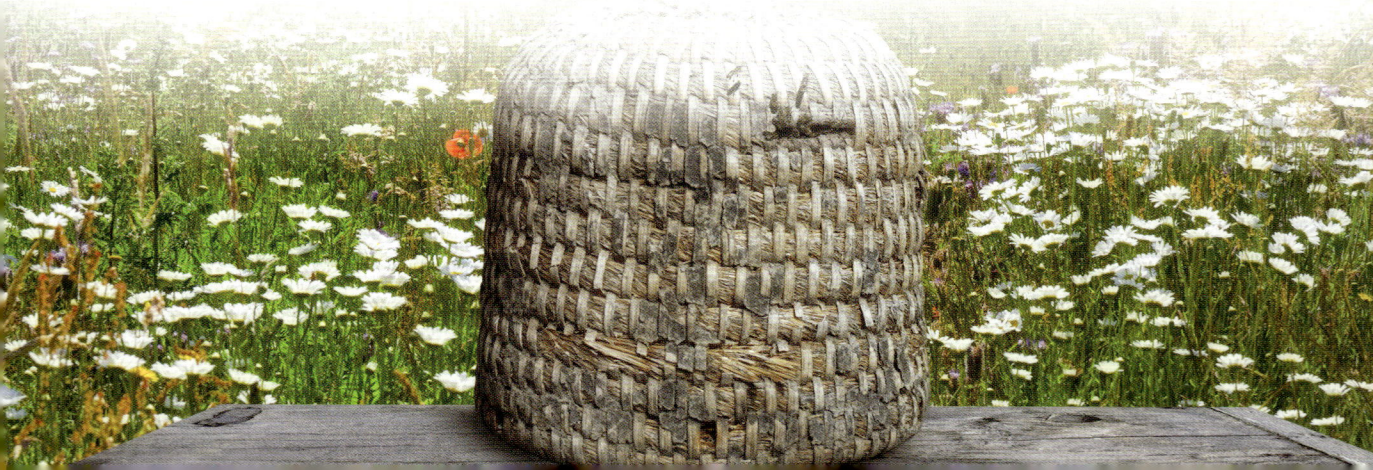

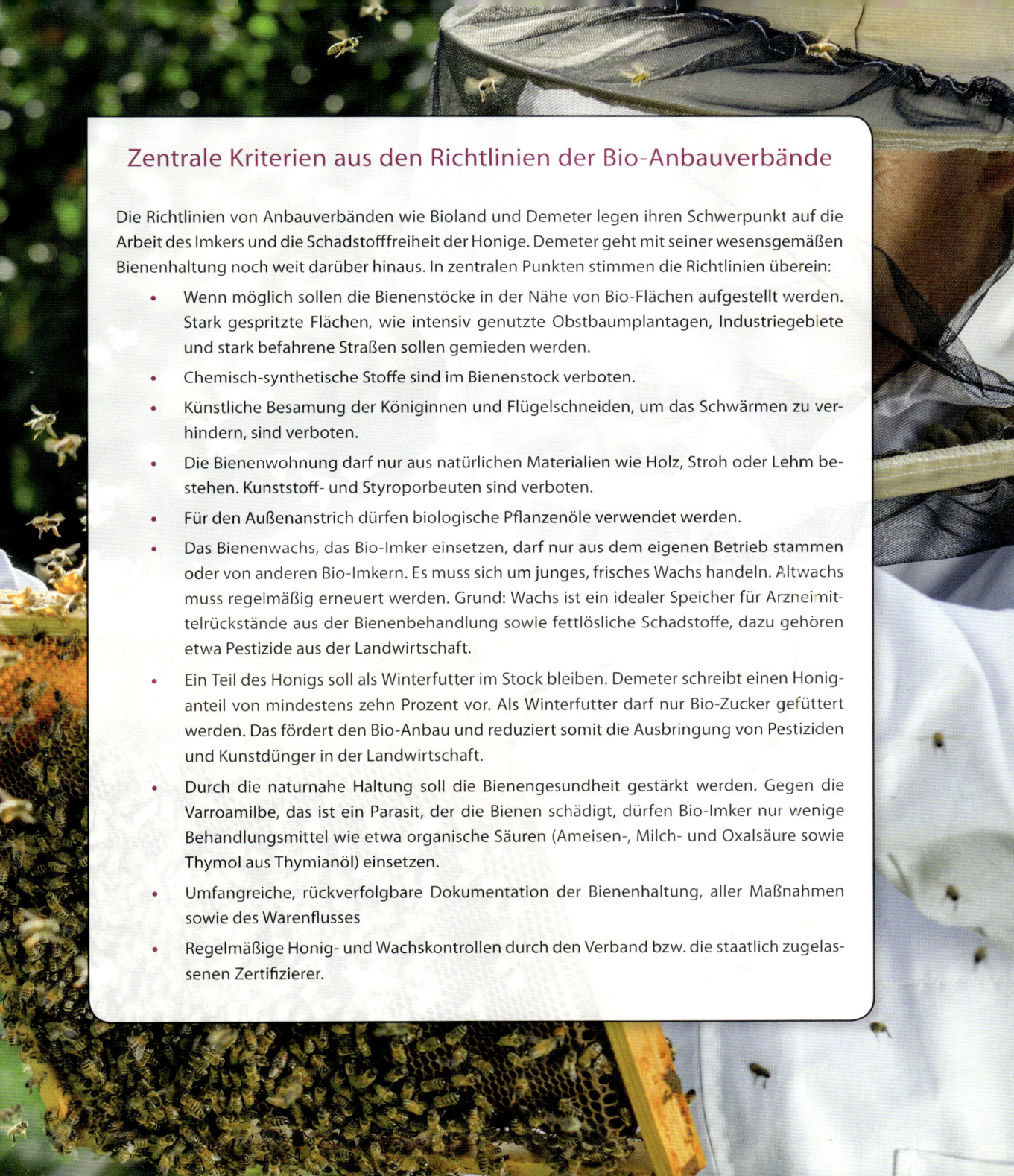

Zentrale Kriterien aus den Richtlinien der Bio-Anbauverbände

Die Richtlinien von Anbauverbänden wie Bioland und Demeter legen ihren Schwerpunkt auf die Arbeit des Imkers und die Schadstofffreiheit der Honige. Demeter geht mit seiner wesensgemäßen Bienenhaltung noch weit darüber hinaus. In zentralen Punkten stimmen die Richtlinien überein:

- Wenn möglich sollen die Bienenstöcke in der Nähe von Bio-Flächen aufgestellt werden. Stark gespritzte Flächen, wie intensiv genutzte Obstbaumplantagen, Industriegebiete und stark befahrene Straßen sollen gemieden werden.

- Chemisch-synthetische Stoffe sind im Bienenstock verboten.

- Künstliche Besamung der Königinnen und Flügelschneiden, um das Schwärmen zu verhindern, sind verboten.

- Die Bienenwohnung darf nur aus natürlichen Materialien wie Holz, Stroh oder Lehm bestehen. Kunststoff- und Styroporbeuten sind verboten.

- Für den Außenanstrich dürfen biologische Pflanzenöle verwendet werden.

- Das Bienenwachs, das Bio-Imker einsetzen, darf nur aus dem eigenen Betrieb stammen oder von anderen Bio-Imkern. Es muss sich um junges, frisches Wachs handeln. Altwachs muss regelmäßig erneuert werden. Grund: Wachs ist ein idealer Speicher für Arzneimittelrückstände aus der Bienenbehandlung sowie fettlösliche Schadstoffe, dazu gehören etwa Pestizide aus der Landwirtschaft.

- Ein Teil des Honigs soll als Winterfutter im Stock bleiben. Demeter schreibt einen Honiganteil von mindestens zehn Prozent vor. Als Winterfutter darf nur Bio-Zucker gefüttert werden. Das fördert den Bio-Anbau und reduziert somit die Ausbringung von Pestiziden und Kunstdünger in der Landwirtschaft.

- Durch die naturnahe Haltung soll die Bienengesundheit gestärkt werden. Gegen die Varroamilbe, das ist ein Parasit, der die Bienen schädigt, dürfen Bio-Imker nur wenige Behandlungsmittel wie etwa organische Säuren (Ameisen-, Milch- und Oxalsäure sowie Thymol aus Thymianöl) einsetzen.

- Umfangreiche, rückverfolgbare Dokumentation der Bienenhaltung, aller Maßnahmen sowie des Warenflusses

- Regelmäßige Honig- und Wachskontrollen durch den Verband bzw. die staatlich zugelassenen Zertifizierer.

Honigsorten – Sortenhonig

Die Bezeichnung einer Honigsorte ist eine allgemeine Bezeichnung ohne exakte Festlegung auf eine Trachtpflanze. Er kann aus Honigtau oder aus Blütennektar entstanden sein. Wenn die Bienen zum Beispiel im Frühjahr Wildkirschen, Weiden, Obstbäume, Raps, Löwenzahn und vieles mehr anfliegen und alles zu einem Honig verarbeiten, dann handelt es sich um einen »Frühtracht- oder Frühjahrsblütenhonig«. Typisch ist, dass er aus einer Vielfalt verschiedener Quellen entstanden ist. Ein Sommerblütenhonig stammt von der bunten Vielfalt der Sommermonate. Er ist meist etwas dunkler und kräftiger als Frühjahrsblütenhonig.

Diese Sammelbezeichnung kann mit einer botanischen Sortenangabe kombiniert werden, wenn eine Sorte deutlicher hervortritt. Der Anteil im Honig sollte bei mindestens 30 Prozent liegen. Beispiele dafür sind »Blütenhonig mit Löwenzahn« oder »Sommerhonig mit Linde«. Das charakteristische Aroma dieser Pflanze ist vorhanden, dominiert aber den Geschmack nicht.

Sortenreine Honige

Sortenhonige müssen aus Nektar oder Honigtau von überwiegend einer Pflanzensorte stammen. Dann darf etwa Akazien-, Edelkastanien-, Linden-, Tannen- oder Manuka-Honig auf dem Etikett stehen. Sortenhonige sind nur möglich, weil Bienen, anders als Hummeln und andere Nektarsammler, sehr effizient ernten. Sie entscheiden sich für die ertragreichsten Quellen und verständigen sich darüber mit den anderen Sammelbienen. Zudem müssen sie erst lernen, wie sie die Blüte am besten anfliegen, auf ihr landen und an die Nektarquelle gelangen. Wenn sie das einmal verstanden haben, perfektionieren sie den Vorgang. So kann es durchaus passieren, dass im Frühjahr, wenn alles in Blüte steht, die Bienen gezielt in die großen Rapsfelder fliegen, weil sie instinktiv wissen, dass diese ihnen viel Nektar liefern. Nicht so lohnende Quellen, etwa einzeln stehende blühende Pflanzen im Garten beachten sie dann kaum.

Sortenreine Honige dürfen sich laut Honigverordnung nur solche Produkte nennen, »wenn (sie) vollständig oder überwiegend den genannten Blüten oder Pflanzen entstammen«. Imker erkennen Sortenhonige an Farbe, Konsistenz, Geruch und Geschmack. Noch genauer sind Laboruntersuchungen, bei denen sich die Zusammensetzung und Herkunft recht sicher über eine Pollenanalyse bestimmen lassen. Denn es finden sich immer auch kleine Mengen vom Pollen der besuchten Pflanzen. Genau aus diesem Grund essen auch manche Heuschnupfenpatienten Honig quasi als Therapie. Ähnlich wie bei einer Desensibilisierung soll das Immunsystem durch die permanente Konfrontation mit dem Allergen Freundschaft schließen. Dabei kommt es darauf an, den passenden Honig auszuwählen. Bei einer Allergie gegen Frühblüher bringt beispielsweise ein brasilianischer Blütenhonig wenig. Es sollte dann am besten ein Frühjahrshonig aus der Region sein.

Ein besonderer Sortenhonig

Heidehonig hat schon in der Wabe eine eher gelartige Konsistenz. Es ist äußerst schwierig, ihn aus der Wabe zu schleudern. Bei einer eher neuartigen Methode rollt der Imker mit einer nadelbesetzten Walze über die Honigwabe. So funktioniert das Schleudern besser. Traditionell verkaufen Heideimker den besonderen Honig stückweise in der Wabe, das nennt sich dann »Scheibenhonig«. Um ihn zu genießen, lutschen oder kauen Honigliebhaber die in mundgerechte Stücke zerteilte Wabe. Das Wachs kann man ausspucken oder mitessen.

Importhonig

Die meisten der Honige aus dem Supermarkt sind importiert. Denn der in Deutschland hergestellte Honig deckt den Bedarf nur zu ca. 20 bis 30 Prozent. Um die Herkunft herauszufinden, muss man das Etikett genauer anschauen. »Honig aus nicht EG-Ländern« steht dann da. Oder »Mischung von Honig aus EG-Ländern und nicht-EG-Ländern«. Dann handelt es sich um einen so genannten Verschnitt, also die Mischung von Honigen unterschiedlicher Herkunft. Durch das Mischen entstehen Honige von gleichbleibender Qualität und über Jahre ähnlichem Geschmack – so wie viele Kunden das von ihrem Frühstückshonig gewohnt sind.

Aber auch unter den Importhonigen gibt es ganz besondere Sortenhonige mit außergewöhnlichen Aromen. Dazu gehört etwa der duftende Lavendelhonig aus der Provence, der fein-liebliche Orangenblütenhonig aus dem Mittelmeerraum, der dunkelbraune, malzige Eichenwaldhonig aus der spanischen Extremadura oder der karamellfarbene, kräftig-würzige Manuka-Honig aus Neuseeland.

Der Gefürchtete

Melizitose-Honig wird in der Honigwabe bombenfest, deshalb heißt er im Imkerjargon auch Zementhonig. Melizitose ist ein Zucker, der in manchen Jahren verstärkt im Honigtau vorkommt. Weil er so fest ist, lässt sich dieser Honig nicht schleudern. Als Winterfutter ist er sogar gefährlich für die Bienen, denn sie können ihn nicht auflösen und verwerten. Und trotz gut gefüllter Honigvorräte droht den fleißigen Bienchen dann der Hungertod.

Hintergrundbild linke Seite: blühende Heide – rechte Seite: blühender Manuka-Strauch

Unsere Imkerei

Warum haben sich mein Mann und ich für die Bio-Imkerei entschieden? Wir kochen gern, lieben gutes Essen und mit Kindern stellt sich immer auch die Frage der gesunden Ernährung. Irgendwann waren wir es leid, das Kleingedruckte auf den Inhaltsangaben lesen zu müssen. Außerdem wollen wir aus Prinzip keine Massentierhaltung von Hühnern, Schweinen und Kühen unterstützen. So sind wir konsequent auf Bio-Lebensmittel umgestiegen.

Mit der Zeit veränderte sich auch die Wahrnehmung unserer direkten Umgebung. Wir leben auf dem Land und zunehmend fragten wir uns, was in der Landwirtschaft passiert. Wir sehen, wie Bauern Klärschlamm auf dem Feld ausbringen, ständig sind schwere Traktoren mit Spritzanlagen auf dem Acker unterwegs und dass ein Bauer im Ort Milchkühe hat, wissen wir nur vom Hörensagen, denn zu sehen sind die Tiere draußen nie.

Daher war es für uns nur logisch, dass wir unsere Bienen nach biologischen Richtlinien halten. Viele können sich nicht vorstellen, was dabei anders sein soll, weil Bienen und Imkerei per se ein sehr natürliches Image haben. Für uns ist das eine innere Haltung. Zum Beispiel bekommen unsere Bioland-Bienen im Spätsommer zu ihren Honigvorräten noch Öko-Zucker als Winterfutter. Zucker ist zwar Zucker – aber durch den Kauf von heimischem Bioland-Rübenzucker bleiben der Natur eine Menge Pestizide und Kunstdünger erspart.

Bio-Imker Andreas Kramer, Astrid Kramer-Wahrenberg und Julian Wahrenberg

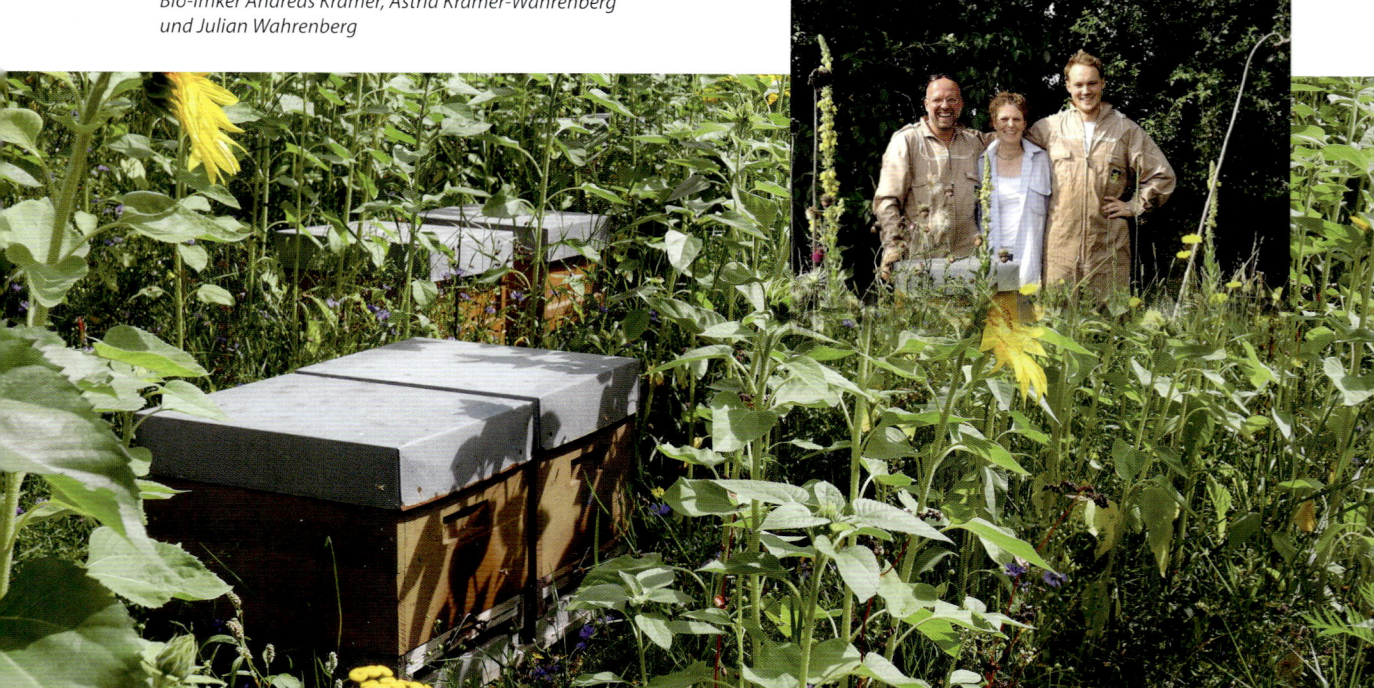

Bienen in Gefahr

Das Jahr 1977 ging in die Imkerchroniken als das Jahr ein, in dem die Milbe *Varroa destructor* in Deutschland auftauchte. Der kleine Parasit, der sich vom Blut der Bienenlarven ernährt, reiste sehr wahrscheinlich als blinder Passagier mit zu Forschungszwecken eingeflogenen Bienenvölkern aus Asien ein.

Eine Milbe, Industrielandschaften und Pestizide machen Bienen das Leben schwer

Anders als die asiatische Honigbiene, die sich mit der Milbe über Jahrmillionen entwickelt hat und Abwehrstrategien kennt, weiß sich unsere europäische Honigbiene ihrer (noch) nicht zu wehren. In den Anfangsjahren versuchten Veterinärämter und Imker die Milbe dort, wo sie im Bienenstock auftauchte, noch mit Sperrgebieten einzugrenzen. Mitte der 1980er gab es in den Versammlungen der Imkervereine nur noch ein Thema: Wie schlimm sind die Verluste und was kann man gegen die Varroa tun? Doch die Milbe ließ sich nicht aufhalten. Zahlreiche Völker gingen und gehen daran zugrunde. Heute gibt es in Europa kein Bienenvolk, das frei von Varroamilben ist. Im Haarkleid von Flugbienen fest verhakt, verbreiten sie sich von Volk zu Volk.

Die Milbe ernährt sich vom Blut der Bienenlarve. Dazu nistet sie sich mit der Larve in der Brutzelle ein und vermehrt sich während der Metamorphose zum fertigen Insekt. Sie sticht ein Loch in die Haut der Puppe, was der heranwachsenden Jungbiene schadet. Mit der Verletzung geraten eine Vielzahl von Krankheitserregern, darunter Viren und Bakterien, in den Organismus der Biene. Parasitierte Bienen sterben früher, können kaum ihre Aufgaben im Bienenvolk übernehmen und sind häufig orientierungslos, so dass sie ihren Bienenstock nicht mehr finden.

Varroamilbe an einer Puppe

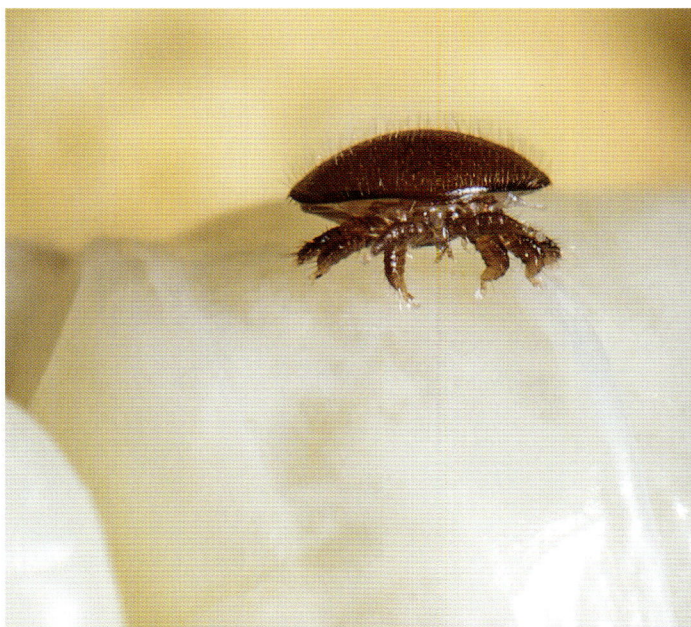

Inzwischen weiß man, dass mehr als 20 verschiedene Infektionskrankheiten durch die Varroa begünstigt werden. Daher sprechen Experten auch von der Varroatose, der Varroa-Krankheit. Eine dieser Infektionskrankheiten, die relativ leicht zu erkennen ist, ist das Deformed-Wing-Virus. Die mit diesem Virus infizierten Jungbienen schlüpfen mit verkümmerten Flügeln, sie können nicht fliegen. Ohne Gegenmaßnahmen stirbt ein befallenes Volk über kurz oder lang. Leider gibt es kein Patentrezept gegen die Milbe, die Forschung dazu läuft seit Jahren auf Hochtouren.

Die schlimme Erfahrung von Völkerverlusten machen viele Imker erst im darauffolgenden Frühjahr. Im Durchschnitt liegen die Verluste im Winter bei 10 bis 15 Prozent der Völker, das ist regional unterschiedlich und kann in manchen Jahren noch viel höher ausfallen. Der Winter 2016/17 war zum Beispiel so ein Jahr. Ein erfahrener Imker aus unserem Bekanntenkreis verlor fast alle 60 Völker. Typisch für Verluste durch Varroabefall: Oft entdeckt der Imker bei der Kontrolle im Frühjahr einen nahezu leeren Kasten. Es finden sich meist nur ein paar tote Bienen darin, die auf vollen Honigvorräten sitzen. Kranke oder sterbende Bienen verlassen instinktiv die Kolonie. Auch wir bangen jeden Winter über um unsere Bienen. Wenn sie dann bei den ersten warmen Sonnenstrahlen eine kleine Runde vor dem Kasten drehen, atmen wir auf. Die Bienen haben es geschafft.

Grüne Hölle und Ernteschock

Die Varroa ist nicht der einzige Grund, warum es den Honigbienen heute nicht gut geht. In sterilen Gärten, auf dauergrünem Grasland ohne Blüten und in einer industrialisierten Landwirtschaft gibt es für die Nektarsammler nichts zu holen. Das ist leider fast überall in Deutschland so.

Statt bunter Vorgärten breiten sich pflegeleichte Kiesbeete oder Steingärten aus, auf dem kurz gemähten Rasen wächst kein Blümchen, zahlreiche neu gezüchtete Schmuckpflanzen blühen zwar üppig, haben aber, was die wenigsten wissen, weder Pollen noch Nektar. Das fehlende Nahrungsangebot betrifft nicht nur die Bienen, die gerade viel Aufmerksamkeit bekommen, sondern viele weitere Insekten, wie Schwebfliegen, Hummeln und Schmetterlinge.

Pestizide gegen Beikräuter, Insekten und Pilzbefall sind eine weitere Gefahr, und zwar nicht nur für unsere Honigbienen. Fluginsekten aller Art sterben in Massen. Im Verdacht stehen Pestizide mit dem Namen Neonicotinoide. Imker kämpfen seit Jahren dagegen an. Es sind hochtoxische Nervengifte, auf die alle Insekten reagieren. Einem Geoartikel (03/2017) zufolge stellen Forscher den größten Insektenschwund ausgerechnet in Naturschutzgebieten fest. Die Vermutung liegt nahe, dass Neonicotinoide sich stark in der Umwelt, über den Einsatzort Acker hinaus, ausbreiten. Das Gift ist zudem über längere Zeit stabil, es zerfällt nicht so schnell in ungefährlichere Bestandteile, sondern kann sich sogar über Jahre anreichern.

Zudem vermissen wir Imker abwechslungsreiche Fruchtfolgen. In vielen Landstrichen gibt es außer Mais, Raps und Weizen kaum etwas anderes. Feldwege und Waldränder werden gemulcht. Der natürliche Aufwuchs des Feldrandes wird also abgemäht und liegen gelassen. Das Aufblühen und Aussamen jeglicher Vegetation soll so unterbunden werden. Damit verschwinden auch die letzten Ackerbegleitkräuter, Brombeerhecken und Feldrandstreifen mit blühenden Pflanzen. Die Landschaft wird immer monotoner.

Bei uns in Hessen prägt im Frühjahr das leuchtende Gelb der Rapsblüten die Landschaft. Die Ölpflanze liefert viel Nektar und Pollen für die Biene – Wildbienen allerdings können damit nichts anfangen. Nach der etwa dreiwöchigen Rapsblüte endet häufig der Nahrungsstrom abrupt. Wenn dann noch die Wiesen binnen weniger Tage alle geheut werden und alle Blüten

auf einmal verschwinden, müssen viele Insekten hungern. Naturschützer bezeichnen diese Situation als Ernteschock. Das ist auch der Grund, weshalb wir unsere Bienen nach der Rapsernte an andere Plätze fahren – gerade oder obwohl wir mitten auf dem Land wohnen. Imker nennen das »mit den Bienen wandern«. Wir laden unsere Völker in den frühen Morgenstunden oder spät am Abend, wenn alle Bienen zuhause sind, auf den Anhänger und bringen sie in die Stadt oder in Stadtnähe. Das klingt paradox, aber in Ballungsräumen, wo die wachsenden Städte und Gemeinden die Landwirtschaft verdrängen, blüht es bis in den Spätsommer hinein vielfältig auf Terrassen, Balkonen, in Vorgärten und Parks. Bei uns müssten wir sie mit Zuckerwasser füttern, damit sie nicht verhungern. Wenn wir das erzählen, ernten wir meistens staunende Blicke, wie gerade neulich, als ein Bekannter

Sieht man wieder häufiger: eine Bienenweide am Feldrand.

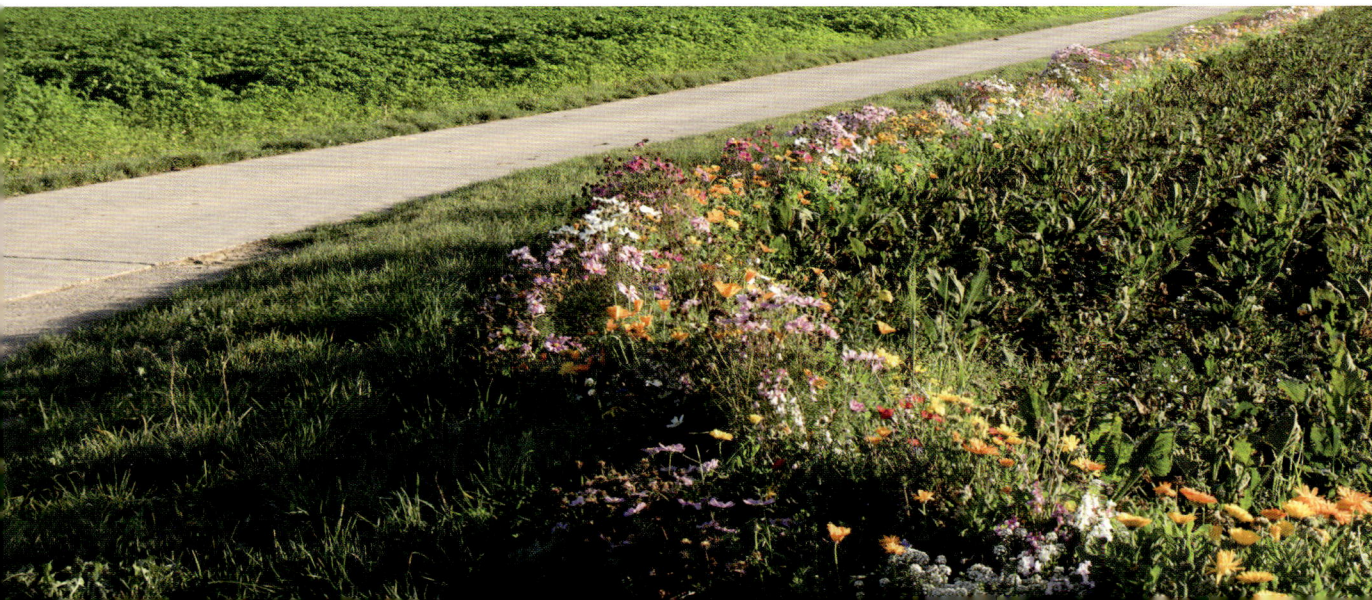

meinte »Wieso, es ist doch so schön grün hier bei Euch?«. Ja, grün ist es, aber nicht bunt.

Das möchten wir ändern. Da wir keinen direkten Einfluss auf Äcker und Felder haben, legen wir selbst Bienenweiden an. Damit haben wir vor rund fünf Jahren auf mehreren Flächen begonnen. Mittlerweile blüht es auf etwa 5 000 Quadratmetern um unsere Imkerei herum. Unsere Völker stehen mitten zwischen rosa blühenden Malven, Sonnenblumen und Mariendisteln. Es duftet herrlich und ist ein Freude zu sehen, wie die Bienen direkt vom Flugloch praktisch in die Blütenkelche fallen und schwer beladen mit Pollen oder Nektar zum Stock zurückkehren. Wir sind davon überzeugt, dass es den Bienen damit allein schon deshalb besser geht, weil sie eine große Vielfalt an Kräutern und Blüten finden, die ihnen beispielsweise auch als Naturapotheke bei Bienenkrankheiten wie Durchfall dienen. Und nicht nur für die Bienen sind die Blühflächen ein Paradies: Alle möglichen Insekten – Hummeln, Schmetterlinge, Schwebfliegen, Nachtfalter, Käfer, Wespen und vieles mehr – tummeln sich hier. Neulich haben wir eine große Ringelnatter unter einem Stein entdeckt. Seitdem es bei uns so schön blüht, brütet in der Hecke auch ein Dorngrasmückenpaar, für die der Tisch immer reich gedeckt ist.

Unterstützt werden wir dabei vom Netzwerk Blühende Landschaft, eine Initiative der Vereinigung für wesensgemäße Bienenhaltung, Mellifera e.V.. Das Ziel: In jedem Landkreis in Deutschland anhand von Modellflächen zu zeigen, wie sich unsere Landschaft insektenfreundlich gestalten lässt. Das Netzwerk bringt beispielsweise mit der Aktion »Blühpate werden« Menschen zusammen, die das mit Geld unterstützen möchten und regionale Akteure – wie unsere Regionalgruppe Hochtaunus – die vor Ort Blühflächen anlegen.

Aber auch jeder in seinem Lebensumfeld kann mit relativ wenig Aufwand viel Gutes für Insekten tun.

7 Tipps zur Unterstützung von Hummeln, Bienen und Co.

1. Pflanzen Sie nektar- und pollenreiche Pflanzen in Ihren Garten.

Verzichten Sie beim Einkauf auf Pflanzen mit »gefüllten Blüten«. Bei diesen sind die Organe zur Nektar- und Pollenbildung weggezüchtet. Sie bieten den fliegenden Blütenbesuchern gar keine Nahrung. Das ist nicht immer leicht zu erkennen – im Zweifel den Fachmann fragen. Eine Liste besonders geeigneter Büsche und Stauden finden Sie hier: http://bluehende-landschaft.de/nbl/nbl.handlungsempfehlungen/nbl.garten/index.html

2. Mähen Sie den Rasen nicht zu häufig.

Ein blütenloser »englischer Rasen« gehört auf den Golfplatz und nicht in den Garten. Geben Sie Klee und Tausendschönchen

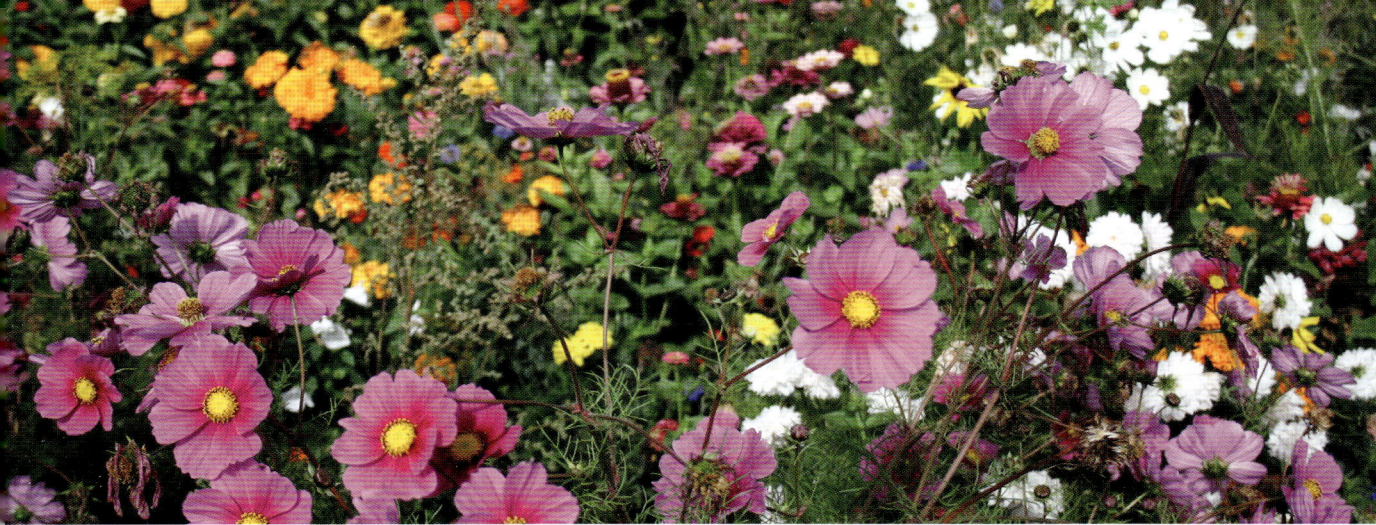

eine Chance. Lassen Sie bewusst Grasinseln stehen oder mähen Sie nur die halbe Fläche. Beim nächsten Mal mähen Sie dann die andere Hälfte im Wechsel. So entsteht mit der Zeit von ganz alleine eine bunte Pflanzengesellschaft und ein reich gedeckter Frühstückstisch für Bienen und Schmetterlinge.

3. Im Gemüsebeet:

Haben Sie schon mal ein Radieschen blühen sehen? »Vergessen« Sie in jeder Reihe Gemüse etwas abzuernten. Und lassen Sie das Pflänzchen ausblühen! Freuen Sie sich an vielen Blütenbesuchern und über neues Saatgut für das nächste Jahr.

4. Im Blumentopf:

Auch kleine Flächen mit Blütenpflanzen bieten Nahrung für Insekten und sind wichtige Trittsteine zum nächsten Biotop. Gerade Gewürzpflanzen und Küchenkräuter wie Schnittlauch und Thymian sind ein Schlemmerland für Insekten. Das funktioniert auch auf dem Balkon.

5. Schaffen Sie Nistplätze und Überwinterungsmöglichkeiten.

Hummeln, Bienen und Co. brauchen nicht nur Nahrung! Morsches Holz und trockene Stängel im Garten sind die besten Insektenhotels für den Winter.

6. Kaufen Sie Bio-Produkte!

Fördern Sie mit Ihrem Geldbeutel eine insektenfreundlichere Landwirtschaft. Häufige Fruchtwechsel, Mischkulturen, Untersaaten, Gründüngung und der Verzicht auf Insektizide, Herbizide, Fungizide und Kunstdünger auf ökologisch bewirtschafteten Flächen fördern die Artenvielfalt.

7. Netzwerken Sie mit!

Bringen Sie Menschen zusammen. Begeistern Sie Freunde, Nachbarn und Bürgermeister für Ihre Ideen. Und lassen Sie es blühen!

Manuka: kostbar und begehrt

Honig war schon immer begehrt und ganz besonders solche Sorten, die rar sind oder denen eine besondere Wirkung nachgesagt wird. Heidehonig mit seinem besonderen Geschmack gehört dazu, Kornblumenhonig, weil er gesund sein soll, und Weißtannenhonig mit seinem medizinähnlichen Geschmack.

In den letzten Jahren sorgt ein Honig vom anderen Ende der Welt für besonders großes Aufsehen. »Wunderhonig«, »Bakterienkiller«, »goldenes Heilmittel«, »Schatz aus der Natur« – über solche Überschriften stolpert man ständig, wenn über Manuka-Honig aus Neuseeland berichtet wird. An Prominenz fehlt es ebenfalls nicht. Hollywood-Star Gwyneth Paltrow isst angeblich jeden Tag einen großen Löffel Manuka-Honig, Sängerin Kylie Minogue schwört darauf, Opernsängerin Katherine Jenkins und Popsänger Ed Sheeran ölen damit ihre Stimme. Auch Tennis-Profi Novak Djokovic lobt ihn in den höchsten Tönen.

Wo kommt er her?

Durch die isolierte Lage im südlichen Pazifik konnte sich auf Neuseeland, das aus einer Nord- und einer Südinsel und einigen kleineren Archipelen besteht, eine einzigartige Flora und Fauna entwickeln. Die meisten der hier heimischen Pflanzen gibt es sonst nirgends auf der Welt. Die Topografie bestimmen alpine Bergregionen mit Gletschern, flache Küstenlandstriche mit kilometerlangen Stränden, zerklüftete Fjorde, weite Flusstäler und Auengebiete, Regenwälder, Vulkane mit schneebedeckten Gipfeln und sanft gewellte, von immergrünen Bäumen bewaldete Mittelgebirgszüge. Die Klimazonen reichen vom gemäßigten, kühlen Süden bis zum subtropischen Norden. Im neuseeländischen Sommer, er dauert von Dezember bis März, steigen im Norden die Temperaturen oft über 30 Grad. Die Wintersaison fällt auf die Monate Juni bis August, dann kann es auch empfindlich kalt werden.

Derzeit leben auf dem Eiland mit einer Fläche, die fast so groß wie Italien ist, nur rund 4,6 Millionen Menschen. Rund zwei Drittel von ihnen haben sich in den großen Städten der Nordinsel, etwa in der Hauptstadt Wellington und der Großstadt Auckland, niedergelassen. Die Nordinsel, vor allem das Waikatogebiet, Northland, East Cape, Taranaki und Wanganui, ist traditionell die Heimat der Ureinwohner, der Maori. Hier sind auch die besten Manuka-Erntegebiete zu finden. Die Maori sind Nachfahren der Polynesier. Sie erreichten die Insel um 1000 n. Chr. vor allem aus Tonga und Tahiti. Den Begriff Maori haben später die europäischen Siedler eingeführt, es bedeutet so viel wie »gewöhnlich«. Die Maori wiederum nannten die Weißen Pakeha, was übersetzt »Fremde« bedeutet.

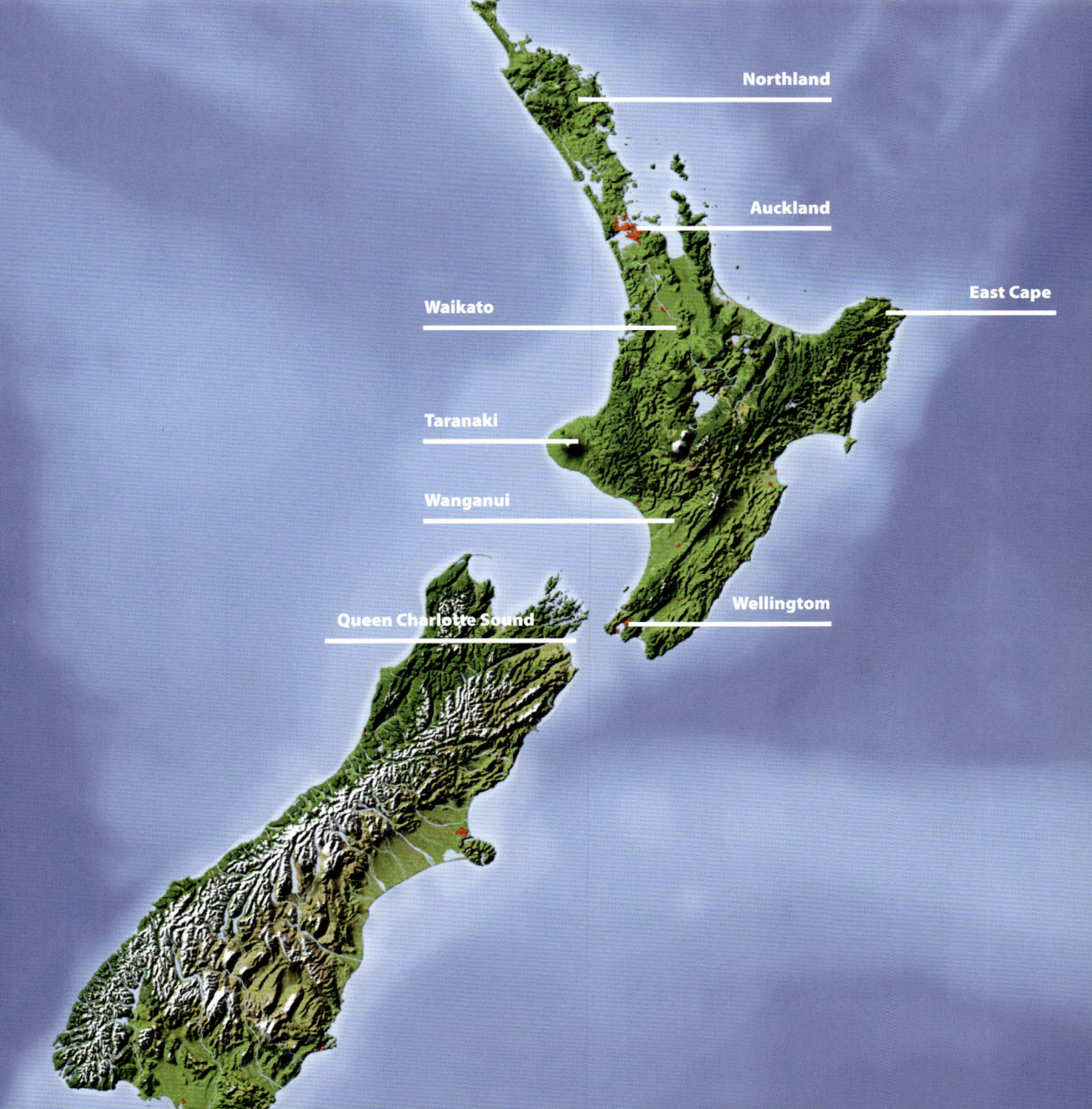

Northland

Auckland

Waikato

East Cape

Taranaki

Wanganui

Wellingtom

Queen Charlotte Sound

Manuka soweit das Auge reicht

Bei all den Naturschönheiten kann man den Manuka-Strauch leicht übersehen. Er wächst überall und kann so groß wie ein Baum werden. Der botanische Name lautet *Leptospermum scoparium* und leitet sich vom griechischen Leptos = dünn und sperma = Samen ab, was sich auf das Aussehen der leichten Samen bezieht. Das unscheinbare, immergrüne Gewächs mit seinen schmalen, lanzettförmigen Blättern bedeckt das Buschland und gedeiht von der Küste bis in alpine Regionen. Auf einem Hektar können problemlos mehrere Tausend dieser Pflanzen stehen, ohne sich gegenseitig zu beeinträchtigen. Während der Blütezeit, die zwischen vier bis sechs Wochen von September bis Januar dauert, verwandeln sich solche Landstriche in ein weiß-rosa, rotes Blütenmeer.

Botanisch gehört Manuka zur Familie der Myrtengewächse, die etwa 150 verschiedene Gattungen mit rund 3 000 Arten umfasst. Weil die Pflanze so genügsam ist und vor allem dort gedeiht, wo andere Pflanzen nicht existieren können, hat sie im Öko-System eine wichtige Rolle. Sie besiedelt als Pionierpflanze Vegetationslücken, die etwa durch Abholzung oder Brandrodung entstehen. Solche Lebensräume gab es auf Neuseeland mit der Landnahme der Maori reichlich. Auch die europäischen Siedler schafften durch Brandrodung und Abholzung Platz für neue Siedlungs- und Weideflächen. Bis heute gehört die Forstwirtschaft, neben Schaf- und Rinderzucht, Obstanbau und der Tourismusbranche, zu den wichtigsten Wirtschaftszweigen auf Neuseeland. Nur noch etwa ein Viertel der Fläche Neuseelands ist mit Wald bedeckt.

Manuka-Sträucher oberhalb des Queen Charlotte Sounds

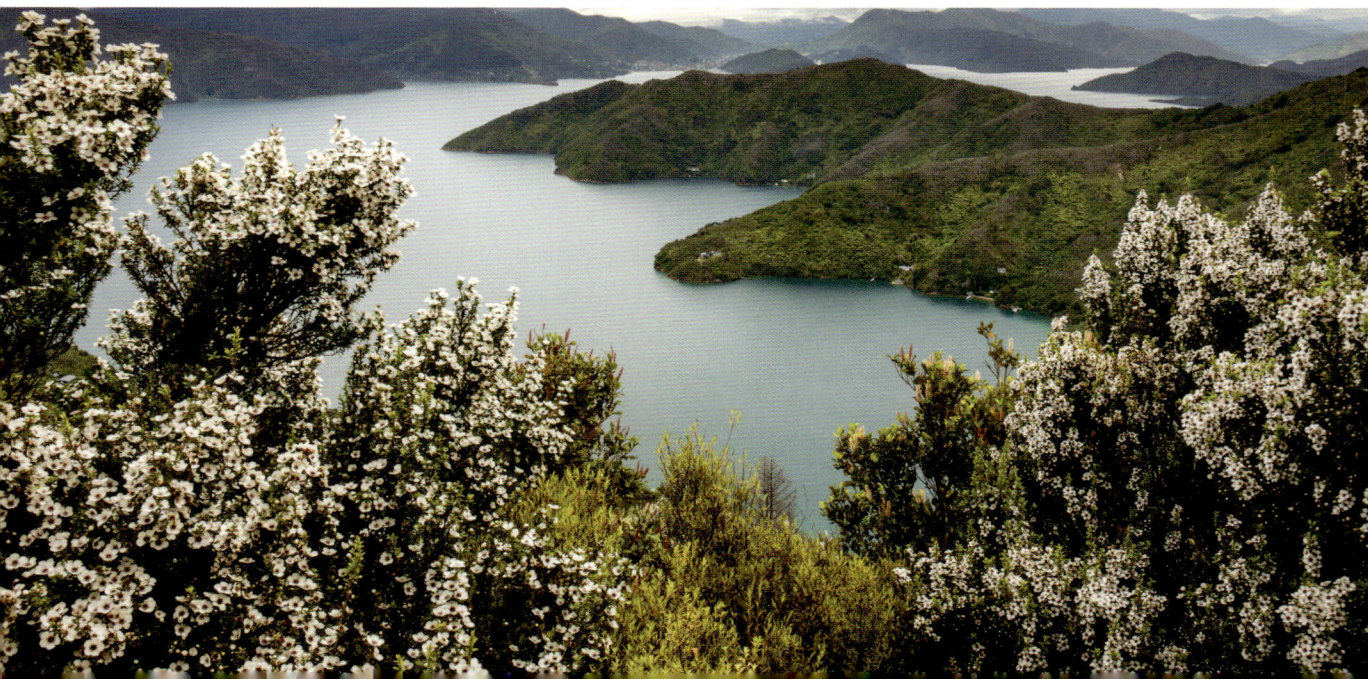

Außer auf Neuseeland wächst Manuka von Natur aus in Tasmanien und Südostaustralien. Weil dieser Honig weltweit so begehrt ist, schießen in Australien Manuka-Plantagen aus dem Boden. Die Neuseeländer sind davon nicht begeistert. Die Unique Manuka Factor Honey Association (UMFHA) bemüht sich intensiv um eine Anerkennung von Manuka-Honig als geschützte Ursprungsbezeichnung. Wenn das gelingt, dürften nur solche Honige so genannt werden, die aus Neuseeland kommen, ähnlich wie Champagner, der in der Region Reims erzeugt und verarbeitet sein muss. Einen wichtigen Teilerfolg verbuchte der Honigverband Ende 2017: Das britische Handelsmarkenregister gab bekannt, dass es den Begriff Manuka-Honig als ein Warenzeichen für Manuka-Honig aus Neuseeland akzeptiert. Dagegen wehrt sich jetzt die frisch gegründete »Australien Manuka Honey Association«. Das Bündnis argumentiert unter anderem, dass die Teebaumarten Neuseelands ursprünglich aus Australien, vermutlich aus Tasmanien, dort eingewandert sind.

Es gibt Qualitätsunterschiede

Von Menschenhand angelegte Manuka-Kulturen entstehen auch auf Neuseeland in großem Stil. Eigentlich paradox, denn als kaum auszurottendes Unkraut wurde es schon immer bekämpft. Das Ministry for Primary Industries (MPI) unterstützt seit einigen Jahren ein wissenschaftlich begleitetes Pilotprojekt, bei dem auf einer Fläche von 400 Hektar in 14 Regionen Manuka angepflanzt wird. Die Forscher wollen unter anderem herausfinden, wie sich Schädlinge in Schach halten lassen, auf welchen Böden und bei welchen klimatischen Bedingungen die Pflanze den wirkstoffreichsten Nektar für den Honig liefert und welche Rolle die Betriebsweise des Imkers bei der Honigerzeugung spielt. Die Zusammensetzung des Nektars ist ein Schlüssel für das antibakterielle Potential, das den Manuka-Honig so wertvoll und teuer macht.

Manuka ist nämlich nicht gleich Manuka. Die große genetische Vielfalt innerhalb der Pflanzenart, unterschiedliche Böden und das Mikroklima sowie eventuelle Stressfaktoren wie Wassermangel oder Schädlingsbefall wirken sich entscheidend auf die Nektarproduktion der Pflanze aus. So gibt es beispielsweise Regionen, in denen die Bienen einen überaus wirkstoffreichen Honig erzeugen, in anderen Gegenden ist das nicht der Fall. Das staatliche Pilotprojekt will herausfinden, welche Faktoren nötig sind, damit Sorten mit den besten Eigenschaften unter optimalen Bedingungen wachsen können. Manuka-Plantagen könnten außerdem eine interessante wirtschaftliche und ökologische, nachhaltige Alternative zu den weit verbreiteten Kiefernholz-Nutzplantagen auf Neuseeland sein. Nach der Abholzung bleibt nackter, erosionsgefährdeter Boden zurück. Die robuste und genügsame Manuka-Pflanze eignet sich optimal für Aufforstungsprogramme.

Wie der »Tea-Tree«
zu seinem Namen kam

Die Manuka-Pflanze ist nicht nur wegen ihres Nektars beziehungsweise Honigs berühmt. Ihre erste Karriere hatte sie schon vor Jahrhunderten. Dem Seefahrer Kapitän Cook, der mit einer Entourage aus Botanikern und anderen Experten vor rund 250 Jahren auf Forschungsreisen auch Neuseeland und Australien bereiste, waren baumähnliche Sträucher mit duftendem Blattwerk aufgefallen. Daraus ließ er »Tea-Tree«-Tee bereiten. Angeblich nutzte Cook den Aufguss der Blätter auch, um Hautprobleme seiner Mannschaft zu kurieren. Manuka wird seither wie sein naher australischer Verwandter als Teebaum bezeichnet.

Manuka-Öl wird per Wasserdampfdestillation aus Blättern und Zweigspitzen gewonnen. Das leicht flüchtige ätherische Öl duftet intensiv und wirkt gegen Pilze, Bakterien und Viren. Diese Eigenschaften hat es gemeinsam mit dem australischen Teebaumöl. Schon die Ureinwohner Australiens, die Aborigines, kannten die positiven Wirkungen dieses Teebaumöls. Dieses Wissen ging in Australien nicht verloren. Ärzte verwendeten Teebaumöl traditionell gegen Bakterien und Pilzinfektionen. Im zweiten Weltkrieg hatten australische Truppen das Naturheilmittel im Gepäck.

Neben dem Manuka- und dem australischen Teebaum gibt es noch weitere Verwandte aus der Teebaum-Familie, die ebenfalls hochpotente Wirkstofföle liefern. Bekannt ist der Kanuka-Teebaum, der ebenfalls in Neuseeland zu Hause ist, die Cajuptu-Pflanze, die in Indonesien und Teilen Nordaustraliens wächst und der Niaouli-Strauch, der in Neukaledonien zu finden ist. Sie alle liefern ätherische Öle, die sich mit bis zu 150 Wirksubstanzen sehr vielfältig und jeweils unterschiedlich zusammensetzen.

Manukaöl enthält aber als einziges bekanntes Teebaumöl die Substanz Triketonen in größeren Mengen. Diese chemische Verbindung wirkt entzündungshemmend und antibakteriell. Ein ähnliches Potential haben Wissenschaftler auch in Manuka-Honig entdeckt. Das Schöne daran: Der von Bienen veredelte Nektar aus der Manuka-Blüte lässt sich kulinarisch genießen.

Manuka-Honig aus England: Wie geht das?

Der historische Garten und das Arboretum des britischen Landguts Tregothnan gehört zu den größten in der Grafschaft Cornwall. Die Vorbesitzer, eine Familie namens Boscawen, frönten hier seit 1335 ihrer Leidenschaft für seltene Gewächse aus aller Welt. Kamelien, die botanisch als Urform des grünen und schwarzen Tees betrachtet werden, gedeihen hier neben vielen weiteren Exoten, darunter auch Manuka-Sträucher. Sie fanden auf Tregothnan vor rund 140 Jahren eine neue Heimat. Seit einigen Jahren betreiben die Eigentümer hier erfolgreich die erste englische Teeplantage. Neben englischem Schwarztee und diversen Kräutertees gehört auch Manuka-Tee zum Sortiment. Und weil die Gartenlandschaft ein Paradies für Insekten ist, gibt's auch eine Imkerei und Honig im Sortiment. 2016 präsentiert Tregothnan mit Manuka-Honig, »vom einzigen Platz außerhalb Neuseelands«, eine »Sensation«. Zum Verkauf steht die limitierte Menge von 20 Gläsern. 314 Gramm der goldfarbenen Kostbarkeit in einem kunstvollen Flakon kosten 225 englische Pfund. Mit der Ankündigung, im nächsten Sommer den weltweit »reinsten« Manuka Sortenhonig erzeugen zu wollen, indem man Netze um die Büsche spannt und Bienen darunter hält, erzürnte man die neuseeländischen Imker, die für Manuka-Honig die alleinigen Rechte beanspruchen. »Ich kann ja auch nicht Wasser und Gerste aus Schottland nehmen und das Produkt dann Whisky nennen«, hat der Vorsitzende der Honigvereinigung Unique Manuka Factor Honey Association (UMFHA) John Rawcliffe der neuseeländischen Tageszeitung »The Herold« gesagt.

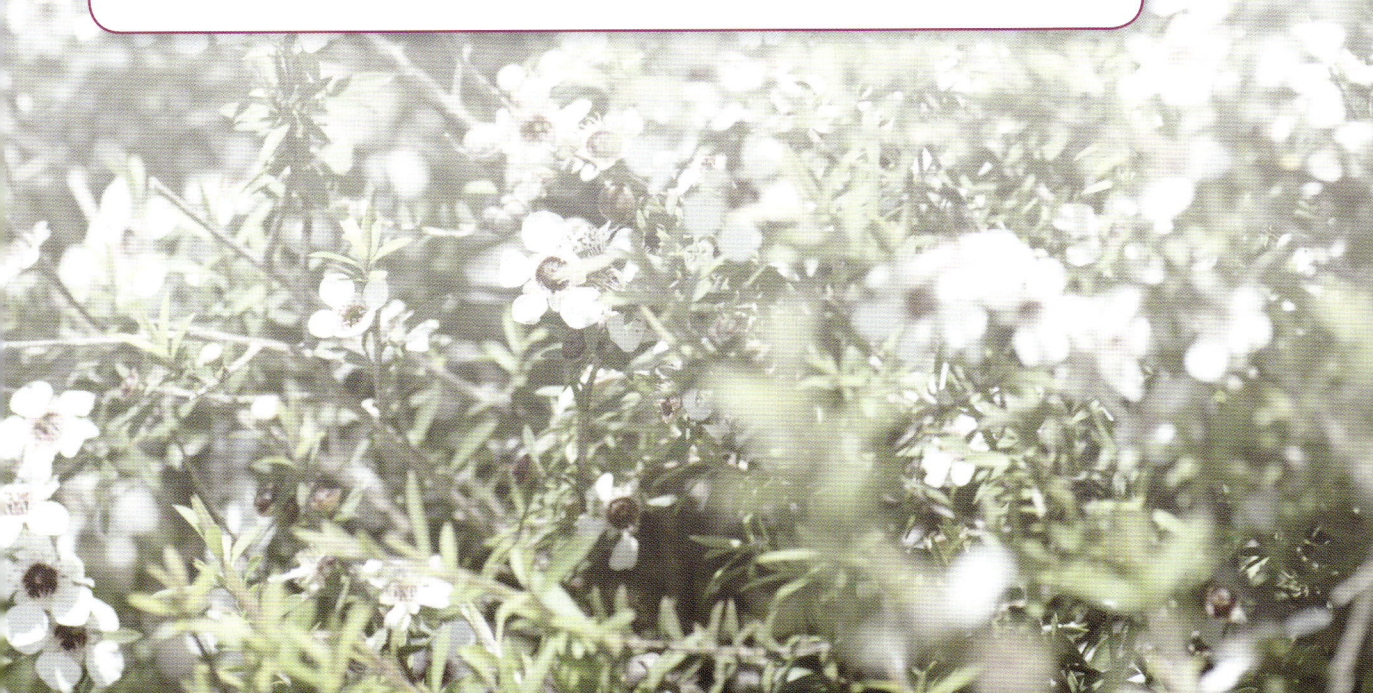

Der lange Weg *zum Erfolg*

Die Maori wissen von ihren Vorfahren, dass der Manuka-Strauch besondere Kräfte hat. Sie nutzten Rinde und Blätter, beziehungsweise Auszüge davon, innerlich wie äußerlich als Medizin.

Mit einer bahnbrechenden Entdeckung fing alles an

Die Ureinwohner behandelten mit Manuka-Produkten Hautprobleme wie Ekzeme, aber auch Infekte und Entzündungen. Gegen Durchfall kauten sie die Samenkapseln. Die Maori nutzten früher auch alle anderen Teile des Gewächses. Aus dem roten Holz fertigten sie Werkzeuge, aus der Rinde Wasserbehälter und mit dem Splintholz isolierten sie ihre Dächer.

Manuka-Honig kam erst später in ihre Hausapotheke. Denn ursprünglich existierten auf Neuseeland zwar Nektar sammelnde Insekten, aber keine Honigbienen. 1839 hatte die Engländerin und Missionarin Mary Anna Bumby zwei Völker mit der schwarzen Honigbiene im Gepäck. Die schwarze oder dunkle Biene, wie sie auch genannt wird, kommt ursprünglich aus Mitteleuropa und galt hier irgendwann als ausgestorben. Jedoch konnte sie in einigen abgelegenen europäischen Regionen überleben. Heute bemühen sich einige Imker in der Schweiz, Frankreich und Deutschland darum, diese alte Rasse wieder anzusiedeln. Sie soll besonders robust und sehr gut an unsere Winter angepasst sein.

Mary Bumby war offenbar eine naturkundlich gebildete Frau und Freidenkerin. Denn erst wenige Jahrzehnte vor ihrer Ankunft auf Neuseeland hatte der deutsche Gymnasiallehrer Christian Konrad Sprengel (1750 – 1816) eine sensationelle Entdeckung gemacht, die die Wissenschaft aber lange nicht ernst nahm. Sprengel erkannte als erster den Zusammenhang zwischen dem Blütenbesuch der Biene und der Vermehrung der Pflanze. Seit Aristoteles – also jahrtausendelang – herrschte der Glaube, dass die Bienen aus der Blüte Wachs sammeln. Eigentlich unglaublich, dass niemand vor Sprengel die wahren Zusammenhänge entdeckt hatte. Dass das Wachs, mit dem die Bienen ihre Waben bauen, in den Wachsdrüsen entsteht, wurde sogar erst 1906 publiziert.

Sprengels Entdeckung brachte ihm zeitlebens weder Ruhm noch Ehre. Ende des 18. Jahrhunderts passte seine naturwissenschaftliche Erkenntnis vom Blümchensex nicht ins Weltbild. Goethe warf ihm beispielsweise vor, der Natur einen menschlichen Verstand zu unterlegen. Der Lehrer Sprengel wurde aus dem Schuldienst entlassen und lebte bis zu seinem Tod einsam, in Armut und bis zum Schluss verkannt. Erst mit den Schriften von Charles Darwin, rund 50 Jahre nach Sprengels Tod, wurde diese Entdeckung wissenschaftlich bestätigt und anerkannt.

Missionare lehrten die Maori das Imkern

Die von Mary Bumby eingeführten und im Busch ausgesetzten dunklen Bienen entwickelten sich auf der Insel prächtig. Alte Chroniken vermerken, dass die wilden Völker pro Jahr rund 90 Kilometer eroberten und gute Honigernten lieferten. Ende des 19. Jahrhunderts brachten Missionare dann die helle, italienische Biene nach Neuseeland. Sie ist eine nahe Verwandte unserer Honigbiene. Die Missionare zeigten den Ureinwohnern, wie sie die Insekten wie Haustiere in Holzkästen halten und somit Honig einfacher ernten konnten.

Manuka-Honig wurde jedoch kein großer Erfolg. Das kräftig-würzige Aroma war nicht sonderlich beliebt. So fristete er viele Jahre ein Schattendasein. Viele Imker ernteten diese Sorte gar nicht erst, sondern ließen sie den Bienen als Winterfutter. Auch die Maoris imkerten mit der Zeit weniger. Doch Bienen wurden besonders mit der aufstrebenden Fruchtindustrie auf Neuseeland in den 1970er und 80er Jahren immer wichtiger. Besonders die Kiwi-Frucht spielte eine große Rolle. Die Bestäubung durch die Biene garantiert hohe Erträge. Zahlreiche neuseeländische Imker leben heute von der Bestäubungsprämie, die Besitzer von Fruchtplantagen ihnen dafür zahlen, dass sie ihre Völker in die blühenden Kulturen stellen.

Ein Wissenschaftler verändert das Land

Umso erstaunter waren die Maori, als Anfang der 90er Jahre mit Bienenstöcken beladene LKW überall am Ost-Kap, wo viele Maori leben, auftauchten. Sie wunderten sich darüber, dass die Einwanderer ihre Bienenkästen ins Buschland mit blühendem Manuka stellten. Meist wurden sie nicht um Erlaubnis gefragt. Das Land voller Manuka-Pflanzen, das die europäischen Siedler ihnen einst überlassen hatten, galt eigentlich als wertlos. Es eignete sich weder für die Landwirtschaft noch für andere Zwecke. Auf dem nährstoffarmen, erosionsgefährdeten Boden ist Manuka so ziemlich die einzige Pflanze, die prächtig gedeiht.

Ausgelöst hat dieses plötzliche Interesse Dr. Peter Molan, der viele Jahre an der neuseeländischen Universität Waikato in der Stadt Hamilton forschte. Diese Hochschule ist mit einer Fakultät für Maori-Wissenschaften weltweit etwas Besonderes. Der 2015 verstorbene Wissenschaftler interessierte sich schon immer für Traditionen und überliefertes Wissen. Er hatte gehört, dass Manuka-Honig gesunde Eigenschaften haben soll und untersuchte das

Naturprodukt Anfang der 1980er Jahre genauer. Molan entdeckte ein ungewöhnlich hohes antibakterielles Potential dieses Honigs, was weltweit zu einer bislang beispiellosen Honigforschung führte. Weit mehr als hundert Studien gibt es bislang und permanent kommen neue Erkenntnisse dazu. Manuka gehört zu den meist erforschten Honigsorten überhaupt. Übrigens haben auch deutsche Forscher an der Technischen Universität Dresden eine kleine Rolle gespielt. Sie haben mit ihren Erkenntnissen wichtige Puzzleteile für ein besseres Verständnis darüber geliefert, welche Wirkstoffe in Manuka-Honig stecken.

Bienenstöcke inmitten von Manuka-Sträuchern

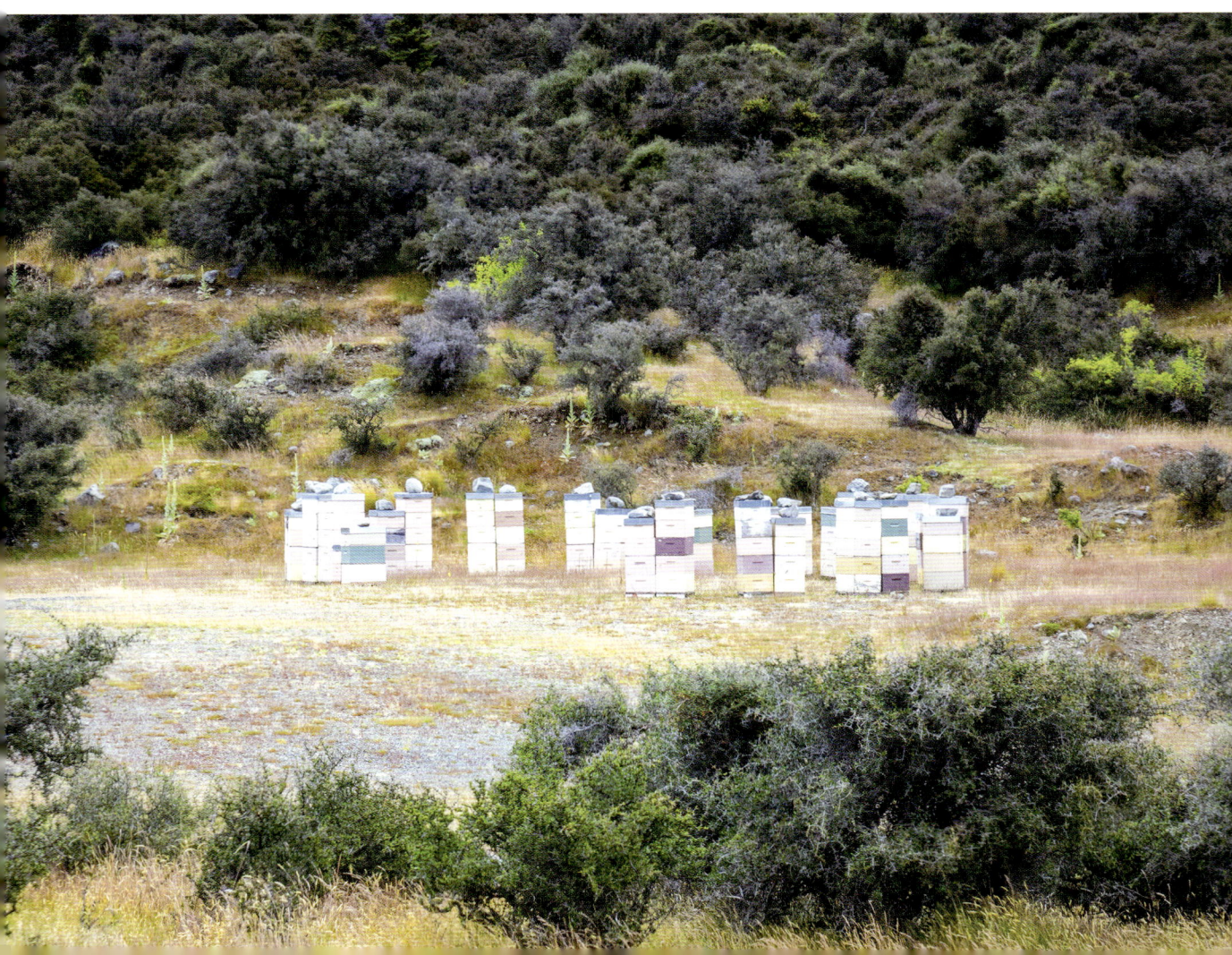

Was *Manuka-Honig* von anderem Honig unterscheidet

Die Wundbehandlung mit Honig zieht sich wie ein roter Faden durch die Menschheitsgeschichte. Das hat die Wissenschaftlerin Angela Sänger 2015 in mühevoller Kleinarbeit dokumentiert.

Die Wissenschaft hat nachgeforscht

Mit einer Literaturrecherche von den ersten schriftlichen Keilschrift-Aufzeichnungen der Sumerer aus der Zeit 2100 bis 2000 v. Chr. bis in die 1980iger Jahre trug Sänger die Verwendungsmöglichkeiten von Honig zusammen. Noch in den 1930ern war Honig ein anerkanntes Wundheilungsmittel. Bis 1935 stellte eine Hamburger Firma honighaltige Wundauflagen her, und noch bis in die Neuzeit gab es Wund- und Heilsalben bestehend aus Honig, Lebertran und Xeroform (Desinfektionsmitel) zu kaufen. In einer Honigfibel von 1990 findet sich sogar noch ein Rezept zur Behandlung von Furunkeln. Das sind bakteriell infizierte, eitrige Entzündungen der Haarwurzeln. Empfohlen wird »Ein Brei aus Roggenmehl und dunklem Honig«, der auf die Haut aufgestrichen wird.

Moderne Antibiotika lösten die Honigtherapie ab. In der alternativen Medizin wurde sie allerdings nie ganz vergessen. Die Wiederentdeckung hängt mit der problematischen Zunahme von antibiotikaresistenten Bakterien zusammen. Inzwischen sind die wundheilenden und reinigenden Wirkmechanismen von Honig weitgehend bekannt:

- Die hohe Zuckerkonzentration von mehr als 80 Prozent wirkt hygroskopisch. Honig zieht Feuchtigkeit aus der Umgebung an. Das kann zum Beispiel auch passieren, wenn der Deckel vom Honigglas nicht richtig verschlossen wird. Dann bildet sich auf der Oberfläche eine kleine Wasserpfütze. Als Wundauflage saugt Honig Feuchtigkeit aus der Wunde und dem Gewebe und entzieht damit schädlichen Keimen, die sich in feuchtem Milieu wohlfühlen, die Lebensgrundlage. Die Physik spricht vom osmotischen Prinzip oder Effekt.

- Zahlreiche Honige, darunter unsere heimischen Sorten, enthalten von Natur aus unterschiedliche Mengen Wasserstoffperoxid. Diese Substanz wirkt wie ein Desinfektionsmittel. Sie entsteht aus einer Reaktion des Zuckers mit dem Enzym Glucoseoxidase, das die Biene dem Nektar zugibt. Die höchste Aktivität hat Wasserstoffperoxid im frischen, noch wässrigen Honig, den die Bienen durch Umhertragen im Stock und Wärmeerzeugung nach und nach eindicken. In reifem Honig, der nur zwischen 16 und 18 Prozent Feuchtigkeit enthält (beim Deutschen Imkerhonig), kommt dieser Prozess mehr oder weniger zum Stillstand. Das hat die Natur klug eingerichtet: So schützt sich der unreife Honig selbst vor Verderb.

Kommt Honig auf eine Wunde, saugt er aufgrund der hygroskopischen Wirkung das Wasser aus dem Gewebe. Der Honig wird wieder flüssig und es wird wieder verstärkt Wasserstoffperoxid in kleinen Mengen gebildet. Er bekämpft somit beständig Keime in der Wunde.

- Durch den Flüssigkeitsstrom wird die Wunde ausgespült. Bakterien und Giftstoffe werden ausgeschwemmt. Das entzündete Gewebe schwillt ab und entspannt sich. Das entlastet die Wunde und fördert den Heilungsprozess.
- Unter Verbänden hält Honig die Wunde feucht, das Material verklebt weniger mit der Wunde. Das fördert die Wundheilung und erleichtert den Verbandswechsel.
- Honig wirkt ähnlich wie ein Antibiotikum, ruft aber keine Resistenzen hervor. Wissen-

schaftler vermuten, dass die vielfältige Zusammensetzung von Honig ein Grund dafür ist. Honig enthält neben Zucker einen Mix von bis zu 200 verschiedenen Begleitsubstanzen. Dazu gehören etwa sekundäre Pflanzenstoffe wie Flavonoide, das sind Blütenfarbstoffe. Sie haben in Pflanzen verschiedene Aufgaben. Unter anderem lockt die Farbe bestäubende Insekten wie die Biene an. Mit der Blütenfarbe schützt sich die Pflanze aber auch vor zu viel UV-Licht und vor gefräßigen Raupen. Zu den Inhaltsstoffen von Honig gehören auch Eiweiße in Spuren. Einige davon geben die Bienen in Form von Enzymen zu. Außerdem stecken im Honig Aromastoffe und verschiedene Säuren, die Duft und Geschmack des Honigs beeinflussen, sowie Mineralstoffe und Vitamine, jedoch nur in winzigen Mengen. Grundsätzlich setzt sich jeder Honig chemisch etwas anders zusammen, abhängig davon, was die Biene gesammelt hat. Auch Klima und Wetter sowie der Boden spielen eine wichtige Rolle.

Manuka-Honig kann mehr

Manuka-Honig hat eine starke antibakterielle und antientzündliche Wirkung. Das belegen zahlreiche Studien, unter anderem von Professor Rose Cooper von der Cardiff Metropolitan University in Cardiff, Wales. Sie erforscht seit 1992 die Mikrobiologie von Wunden und seit 1997 schwerpunktmäßig die Wirkung von Manuka-Honig (Medizinprodukt) auf Wundkeime. Sie hat unter dem Elektronenmikroskop beobachtet, wie Manuka-Honig gefürchtete Wundkeime, darunter auch antibiotikaresistente Bakterien, sehr erfolgreich bekämpft. Der Honig reduziert nicht nur die Zahl der Bakterien, er verhindert auch deren Vermehrung sehr effektiv, in dem er die Zellteilung stoppt.

Wasserstoffperoxid, das in anderen Honigen für die antibakterielle Wirkung sorgt, spielt nach derzeitigem Wissensstand in Manuka-Honig eher eine untergeordnete Rolle. Es ist der Verdienst von Dr. Peter Molan, der entdeckte, dass Manuka-Honig bis dahin noch unbekannte Waffen gegen schädliche Keime enthält. Der 2015 verstorbene Wissenschaftler forschte an der neuseeländischen Waikato Universität und gilt als Entdecker von Manuka-Honig. Molan kam mit einem simplen Schnelltest aus der Milchindustrie hinter das Geheimnis. Molkereien kontrollieren Milch routinemäßig auf Antibiotika. Das Medikament ist in dem Lebensmittel grundsätzlich verboten, zudem ließe sich die Milch nicht mehr zu Joghurt verarbeiten. Die Arznei hemmt Joghurtkulturen in ihrer Entwicklung. Daher wird angelieferte Milch in der Molkerei zuerst einem so genann-

ten Hemmtest unterzogen: eine Milchprobe kommt in eine Schale mit einer dunkel eingefärbten Bakterienkultur. Die Schale wird für einige Stunden in den Wärmeschrank gestellt. Enthält die Milch Antibiotika, können sich die Bakterien nicht entwickeln. Der Farbstoff im Nährboden verändert sich nicht, daher bleibt die Probe dunkel. Ist die Milch antibiotikafrei, vermehren sich die Bakterien ungehemmt. Der Farbstoff wird dabei zerstört, das Ergebnis in der Testschale sieht hell aus.

Molan gab nun statt Milch Honig in die Schale mit der Bakterienkultur. Da allgemein bekannt war, dass Honig keimtötendes Wasserstoffperoxid enthält, schaltete er diesen Faktor durch die Zugabe eines bestimmten Enzyms aus. Die Wirkung war dennoch da, Manuka-Honig bekämpfte die Bakterienkultur wie ein Antibiotikum. Molan schloss daraus, dass in Manuka eine andere, bislang noch unbekannte Substanz dafür verantwortlich sein musste. Der Forscher nannte diesen Effekt die »Non Peroxide-Activity« (NPA), also eine »Nicht-Wasserstoffperoxid-Aktivität«. Weil er nicht wusste, welcher Inhaltsstoff dahinter steckt, prägte er den Begriff »Unique Manuka Faktor« (UMF). Diese Bezeichnung ließ sich später eine neuseeländische Honigvereinigung als Markenzeichen schützen (mehr Informationen dazu ab Seite 61).

Deutsche Forscher machen eine Entdeckung

Mehr Licht ins Dunkel brachte 2007 der deutsche Wissenschaftler Thomas Henle. Der Professor für Lebensmittelchemie an der Technischen Universität Dresden untersuchte mit seinem Team die Lagerfähigkeit verschiedener Honigsorten, darunter auch Proben des neuseeländischen Manuka-Honigs. Das Team entdeckte dabei die Substanz Methylglyoxal (abgekürzt »MG« oder »MGO«. Wir verwenden in diesem Buch »MGO«), und zwar in außergewöhnlich großen Mengen. Während handelsübliche Honige zwischen ein und zwei Milligramm pro Kilo enthalten, kommt Manuka auf bis zu 100-fach höhere Gehalte. Henle konnte zeigen, dass Methylglyoxal für die antibakterielle Wirkung verantwortlich ist. Wenig später entdeckten Forscherkollegen an anderen Universitäten, dass MGO- und der geheimnisvolle UMF-Wert eng zusammenhängen. Je höher die Methylglyoxal-Konzentration im Honig, umso höher der UMF-Wert – und somit die antibiotische Kraft.

Doch das ist nicht das einzige Geheimnis von Manuka-Honig. Den nächsten Puzzlestein lieferte Christopher Adams mit seinem Team von der Waikato Universität in Neuseeland. An dieser Universität hat auch Dr. Peter Molan geforscht. Adams konnte nachweisen, dass der Methylglyoxal-Gehalt im Honig von einer anderen chemischen Substanz abhängig ist. Diese Substanz heißt Dihydroxyaceton (DHA) und ist Bestandteil des Nektars, den der Manuka-Strauch produziert. Methylglyoxal dagegen entsteht erst im Bienenstock, wenn die Bienen den Nektar trocknen und in Honig verwandeln. Dabei verändert sich das Verhältnis der beiden Substanzen wechselseitig. Zu Anfang, also wenn der Honig noch relativ frisch und feucht ist, enthält er höhere Gehalte der Nektarsubstanz Dihydroxyaceton (DHA). Während der Reifung und späteren Lagerung bei Temperaturen um 37 Grad Celsius baut sich das DHA ab und der Methylglyoxal-Gehalt steigt an. Diese Werte sind jedoch nicht stabil, denn mit der Zeit bauen sich beide Komponenten im Honig ab. Inzwischen kennt die Wissenschaft die Zusammenhänge und kann durch Laboranalysen den tatsächlichen Wirkstoffgehalt relativ gut abschätzen.

Methylglyoxal galt lange als die charakteristische Substanz für die Wirksamkeit des Manuka-Honigs. Vermutlich sind aber noch andere bioaktive Inhaltsstoffe darin wirksam. Leider lassen sich sowohl Methylglyoxal wie auch Dihydroxyaceton (DHA) chemisch-synthetisch einfach und günstig herstellen. Betrüger setzen die Laborstoffe Honigen zu und pushen damit den Wirkstoffgehalt. Das ist äußerst lukrativ, denn je höher der MGO-Wert, um so höher der Preis. Eine andere Möglichkeit, den Honig zu manipulieren sind die Temperaturen. Beim Erhitzen steigt der MGO-Wert an.

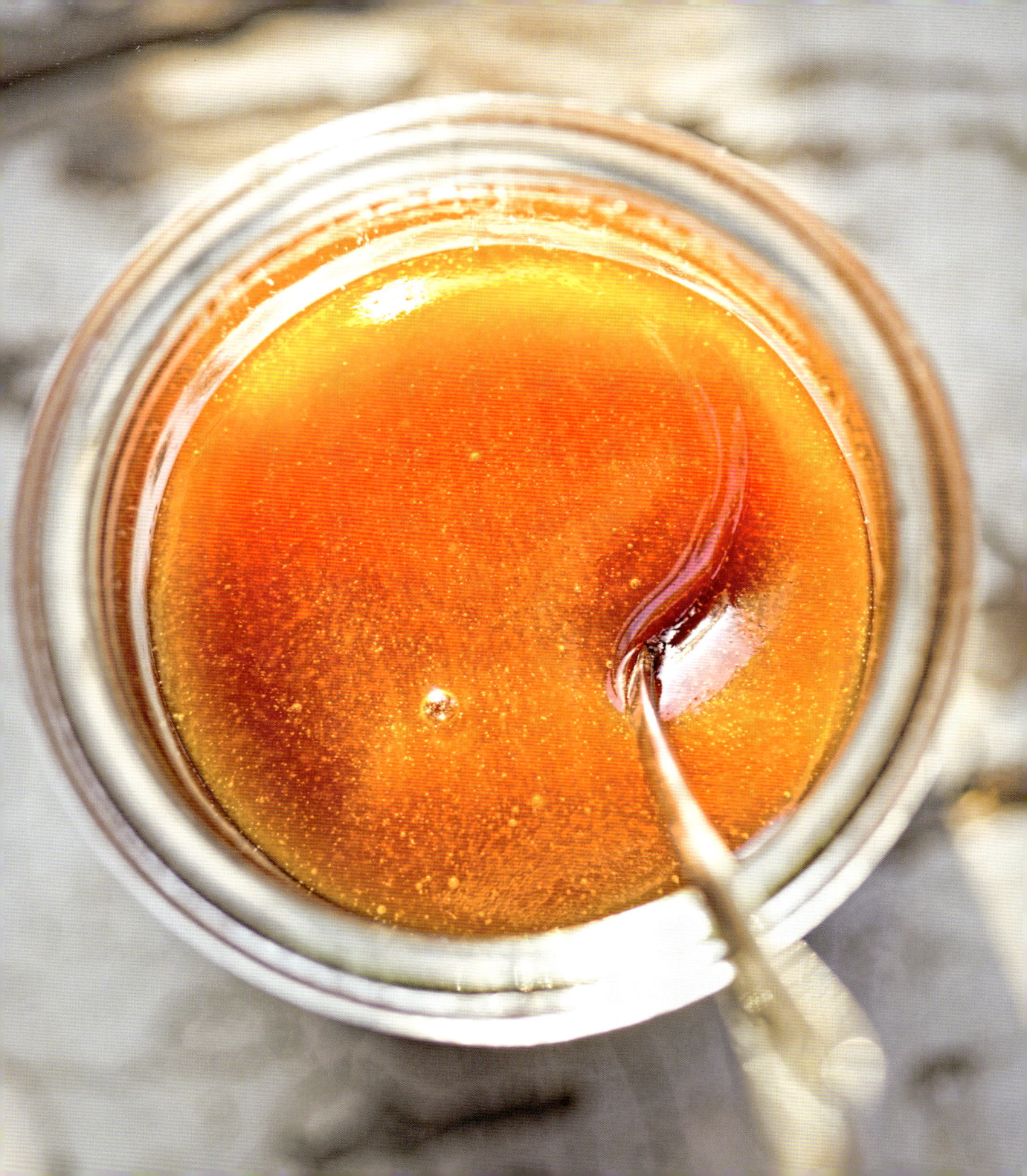

Manuka-Honig in der Medizin

Nach den bahnbrechenden Erkenntnissen zum Manuka-Honig widmete sich die Forschung Ende der 1990er Jahre auch anderen Honigen aus der Teebaum-Familie. Auf der Südhalbkugel existieren rund 80 Arten und Unterarten der Gattung *Leptospermum,* die mit dem australischen Teebaum *(Melaleuca alternifolia)* und dem auf Neuseeland vorkommenden Kanuka-Baum *(Kunzea ericoides)* und Manuka-Strauch *(Leptospermum scoparium)* nah verwandt sind (Familie *Myrtaceae).*

Ein altes Heilmittel taucht wieder auf

Als ähnlich wirksam wie Manuka-Honig stellte sich australischer Jellybush-Honig *(Leptospermum polygalifolium)* heraus. Jellybush wird oft als australischer Manuka bezeichnet. Anfang 2000 ließen australische Behörden den ersten medizinischen Honig für die Wundbehandlung zu. Es handelte sich um einen sterilisierten Honig in der Tube. Unter dem geschützten Namen Medihoney™ gibt es inzwischen eine Vielzahl von medizinischen Honigprodukten für die Wundbehandlung. Das Unternehmen ist auf diesem Gebiet marktführend. Die Produkte basieren auf einer Mischung ausgesuchter Ma-

nuka- und Jellybush-Honigen mit besonders hohem antibiotisch wirksamem Potential. Die Mischung ist standardisiert. Das stellt sicher, dass jeder Wundverband immer eine exakte Wirkstoffmenge enthält. Alle Honigchargen werden vor der Mischung separat auf ihre Qualität und antibakterielle Aktivität gegen Methicillin-resistente Staphylococcus aureus-Keime (MRSA) getestet. So wird gewährleistet, dass ausschließlich Honige mit hohem Wirkstoffgehalt zum Einsatz kommen. Diese Aktivität muss in vitro, das bedeutet im Laborversuch, gegen MRSA mindestens genauso potent wie eine 18prozentige Phenollösung (Laborsubstanz mit desinfizierender Wirkung) sein.

Der medizinische Honig-Wirkstoffmix greift Bakterien an zwei Fronten an, denn er enthält sowohl einen ausgeprägt hohen Gehalt an Wasserstoffperoxid wie auch eine hohe Non-Peroxide-Aktivity (Nicht-Wasserstoffperoxid-Aktivität). Gemeinsam bildet der Honig-Mix einen Cocktail hochwirksamer Bakterien tötender Substanzen.

Dieser medizinische Honig ist mit Gamma-Strahlen behandelt, um unerwünschte Keime abzutöten. Es geht dabei vor allem um Sporen des Bakteriums *Clostridium botulinum,* die wie der Tetanuserreger im Boden vorkommen und daher überall und weltweit in der Umwelt vorhanden sind. Dieses Bakterium vermehrt sich ohne Sauerstoff und produziert Giftstoffe. Bekannt wurde er als Wurstvergiftung nach dem Verzehr von befallenen Wurstkonserven. Sporen von Botulinum können auch in den Honig gelangen. Das ist auch der Grund, warum Babys im ersten Lebensjahr keinen Honig essen sollen. Sie können an einer Lebensmittelvergiftung sterben. Ihr Magen produziert noch keine Magensäure, die die krankmachenden Bakterien bekämpfen könnte. Auch Wunden können sich mit diesem Bakterium infizieren. Die Sterilisierung soll unerwünschte Keime sicher abtöten und die Inhaltsstoffe dabei schonen.

2004 wurde Medihoney™ für die Wundbehandlung auf dem europäischen Markt zugelassen, seit 2006 gibt es die medizinischen Auflagen und Wundverbandmittel auch in deutschen Apotheken.

Honig in der modernen Wundbehandlung

Als erster deutscher Mediziner, der die Wundheilung mit Honig im 21. Jahrhundert wieder aufnahm, gilt Dr. Arne Simon. Er arbeitete Anfang 2000 auf der Krebsstation der Bonner Universitäts-Kinderklinik. Was die Wundversorgung anbelangt, zählen Krebskranke zur Hochrisikogruppe: Medikamente gegen Krebs, die so genannten Zytostatika, bremsen nicht nur die Vermehrung bösartiger Zellen, sondern

stören auch die Wundheilung. Normalerweise heilt eine gewöhnliche Hautverletzung in einer Woche, bei den kranken Kindern dauert es oft einen Monat oder mehr. Krebskranke haben zudem ein geschwächtes Immunsystem. Gelangt ein Krankheitskeim durch eine Wunde in ihre Blutbahn, kann im schlimmsten Fall eine tödliche Blutvergiftung die Folge sein. In der Bonner Klinik setzten Kinderärzte 2006 den medizinischen Manuka-Honig in der Wundpflege ein und konnten unter anderem beobachten, dass der Körper totes Gewebe schneller abstieß und Wunden schneller heilten. Die Wundpflegespezialisten an der Uni-Kinderklinik stellten außerdem fest, dass der Verbandswechsel weniger schmerzhaft war, weil sich die Umschläge leicht entfernen lassen, ohne dabei die neu gebildeten Hautschichten zu verletzen. Eine weitere angenehme Nebenwirkung: Manche Wunden können unangenehm riechen, das belastet viele Patienten sehr. Honig hilft auch hier, indem er geruchsmindernd wirkt. Die Mediziner hatten selbst bei Wunden, die über Jahre nicht heilen wollten, mit dem medizinischen Honig oft innerhalb weniger Wochen Erfolg. Simon und seine Kollegen publizierten ihre Erfahrungen und sammelten Rückmeldungen anderer Kliniken in einer speziellen Datenbank.

Inzwischen ist Honig in einigen Kliniken ein Bestandteil des Wundmanagements. Am Münchner Klinikum Dritter Orden verwendet die Leiterin des Wundmanagements / Pflegedienst, Christiane Meyer-Hochberger, seit 2014 in enger Zusammenarbeit mit den Ärzten Manuka-Honig in der Therapie von chronischen Wunden. Die Krankenschwester, die sich seit 13 Jahren auf die Versorgung von Wunden spezialisiert hat, nutzt hierbei medizinisch aufbereiteten Manuka-Honig, der in verschiedenen Produktvarianten vom Honig aus der Tube bis zu Kombinationen aus verschiedenen Wundauflagen, die mit Manuka-Honig getränkt sind, verfügbar ist. Vor allem bei offenen Beinen, diabetischem Fuß und Dekubitus (durch Liegen ausgelöste Geschwüre), hat sie damit gute Erfahrungen gemacht – gerade auch bei Wunden, die mit verschiedensten Keimen, u.a. auch multiresistenten (MRSA) Keimen, infiziert sind. Die Patienten mögen die Honigbehandlung, »weil sie Honig als gesundes Lebensmittel kennen, er gut riecht und der Verbandswechsel überwiegend problemlos durchgeführt werden kann«, sagt Meyer-Hochberger. Der Erfolg der Behandlung wird dabei durch die hohe antibakterielle Wirkung des Manuka-Honigs erreicht. Dabei schränkt sie jedoch ein, dass die Behandlung mit medizinischem Honig kein Allheilmittel ist. »Er stellt lediglich eine Ergänzung zu zahlreichen anderen Therapien dar, die im Klinikum Dritter Orden angewendet werden«. Letztlich müsse immer im Einzelfall, abhängig von der individuellen Anamnese des jeweiligen Patienten, entschieden werden, ob eine Behandlung mit medizinischem Honig sinnvoll ist oder nicht. Auch Dr. Roland Zerm, Oberarzt der Diabe-

tologie an der Klinik Havelhöhe in Berlin, setzt Manuka-Honig seit einigen Jahren mit Erfolg vor allem beim diabetischen Fuß ein. Das ist eine Erkrankung, die langjährige Diabetes-Patienten häufig betrifft. Ein Grund dafür sind abgestorbene Nerven und schlecht durchblutete Gefäße in den Füßen. Selbst kleine, eigentlich unproblematische Verletzungen, etwa das Anstoßen an ein Tischbein oder Druckstellen können sich zu großen, schlecht heilenden Wunden und eitrigen Geschwüren entwickeln. Zerm behandelt solche Wunden mit medizinischem Manuka-Honig, aber auch – nach ausführlichem Patientengespräch und Aufklärung – mit normalem Manuka-Honig aus dem Glas. Seine Überlegung: Möglicherweise würden durch die Gamma-Bestrahlung wundheilungsfördernde Bestandteile wie Enzyme zerstört.

Antibiotische Wirksamkeit belegt

Noch verstehen Wissenschaftler nicht alle Mechanismen. Und so wird ständig weiter geforscht. 2016 veröffentlichte ein internationales Wissenschaftsteam in einer Fachzeitschrift einen Übersichtsartikel, der Manuka-Honig von seinem alternativen Nischendasein befreien sollte. »No Longer So Alternative« lautet der Titel der Arbeit. Dafür wurden 81 Studien aus der ganzen Welt zu Manuka-Honig systematisch ausgewertet. Demnach zeigte Manuka-Honig in Laborversuchen gegenüber allen problematischen Keimen eine hohe antibakterielle Wirksamkeit, einschließlich multiresistenten Keimen, die die Haut, Wunden und Schleimhäute besiedeln können.

Mehrere Arbeiten belegten außerdem, dass Manuka-Honig gegen bakterielle Biofilme wirkt. Als Biofilm bezeichnen Wissenschaftler den Zusammenschluss krankmachender Erreger. Sie kommen in der Natur sehr häufig vor. Beispiele dafür sind etwa die glitschige Schleimschicht auf Steinen im Bach oder der Film, der sich auf abgestandenem Wasser in der Blumenvase bildet. Solche Biofilme führen zu hartnäckigsten Infektionen und sind nur sehr schwer zu bekämpfen. Antibiotika dringen oft nicht tief genug vor oder nicht alle Erreger können erfolgreich getötet werden. Biofilme sind nicht nur auf menschlichem Gewebe ein Problem, sie können auch auf Blasenkathetern und anderen medizinischen Geräten wachsen und dann schwere Folgeer-

krankungen nach sich ziehen. Die Wundexpertin Professor Rose Cooper konnte in Laborversuchen zeigen, dass Manuka-Honig die Bildung eines Biofilms verhindert, indem er dafür sorgt, dass die Erreger – vereinfacht gesagt – an Oberflächen keinen Halt finden. In höherer Konzentration kann Manuka-Honig in bestehende Biofilme eindringen und Bakterien zerstören. Honig könnte beispielsweise helfen, Medizingeräte wie Schläuche und Katheter von krankmachenden Keimen frei zu halten. Er könnte auch als Zusatz in Putzmitteln die Reinigung von Oberflächen im Krankenhaus unterstützen. Praxisversuche dazu gibt es bereits.

Eine aktuelle Forschung zum Thema Biofilm stammt aus den USA und wurde im September 2016 in einem Fachmagazin veröffentlicht. Somadina Emineke und ihr Team von der University of Portsmouth untersuchten die

Antibiotikaresistente Bakterien in einem Biofilm

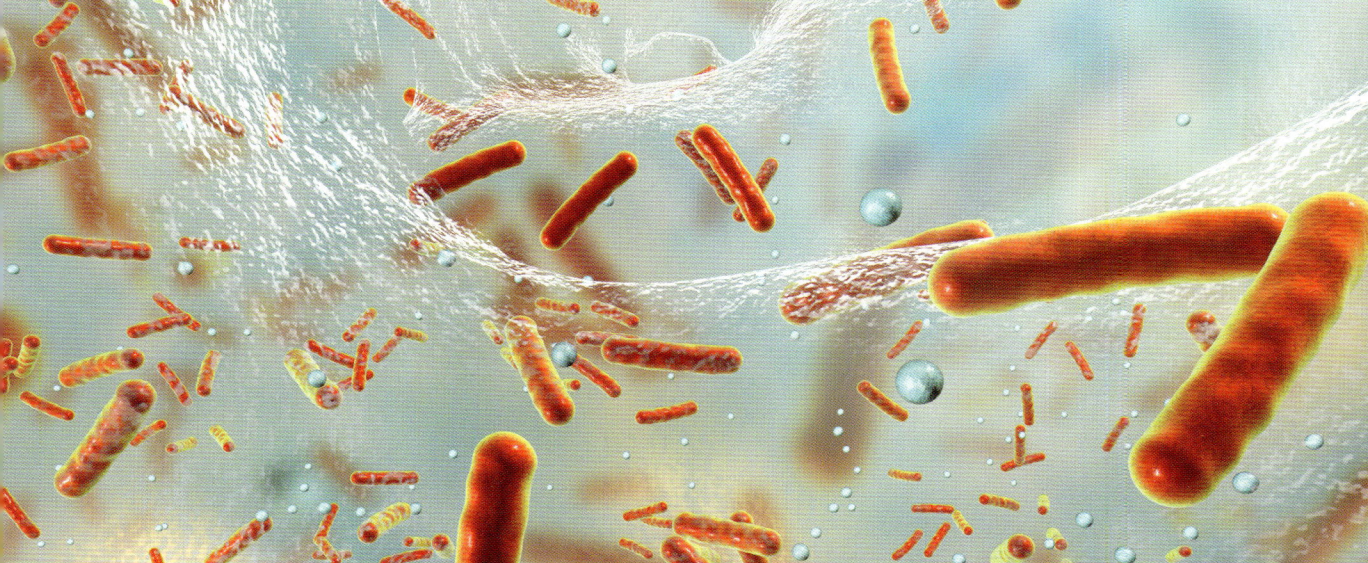

Wirkung von Manuka-Honig bei Biofilmen, die Plastik besiedeln. Dazu gab sie verdünnten Manuka-Honig in eine Laborschale mit einer Bakterienkultur und stellte diese bei 37 Grad Celsius warm. Bei den Erregern handelte es sich um Escherichia coli und Proteus mirabilis, beide verursachen sehr häufig Blasenentzündungen. In einem zweiten Versuch stellten die Forscher die Bakterienkultur zunächst 24 Stunden in den Wärmeschrank und gaben danach den verdünnten Honig dazu. Die Erreger hatten also reichlich Zeit, die Plastikschale zu besiedeln. In beiden Fällen bekämpfte Manuka-Honig die Bakterien sehr erfolgreich. Die Versuche zeigen, dass er die bakterielle Anheftung an ein Kunststoffsubstrat hemmt und das Wachstum bereits anhaftender Organismen reduziert. Für die Praxis könnte Manukahonig ein wirksames antibakterielles und Biofilm hemmendes Mittel etwa bei Blasenkathetern sein, das zudem wahrscheinlich nicht zur Bildung resistenter Keime führt, wie das bei vielen Antibiotika der Fall ist.

Vielversprechend sind auch erste Studien, die zeigen, dass Manuka-Honig die konventionelle Antibiotikatherapie unterstützen könnte. Es gibt Hinweise darauf, dass antibiotikaresistente Bakterien durch die Doppelstrategie wieder empfindlicher auf das Medikament reagieren. Andere Forschungen beschäftigten sich mit dem antiviralen Potential von Manuka-Honig, etwa gegen Grippe- und Windpockenviren, und seiner Wirksamkeit gegen Pilzinfektionen. Es gibt erste positive Hinweise, allerdings fehlen hier noch aussagekräftige Studien.

Eine Schwäche vieler Studien ist das Studiendesign. Zum einen ist es grundsätzlich schwierig, ein Naturprodukt wie Honig wissenschaftlich zu erforschen. Denn was einerseits wahrscheinlich das größte Potential ist – die komplexe Zusammensetzung aus einer Vielzahl aktiver Inhaltsstoffe – ist aus wissenschaftlicher Sicht ein großes Problem. Weil es so viele Variablen gibt, lassen sich Ergebnisse schlecht vergleichen oder reproduzieren. In diesem Zusammenhang fordern viele Forscher für Studien grundsätzlich die Verwendung von standardisiertem medizinischem Manuka-Honig.

Manuka-Honig in der Hausapotheke

Während es zur **wundheilenden Wirkung** von Honig viele aussagekräftige Studien gibt, ist die Datenlage bei der **innerlichen Anwendung** noch relativ dünn. Laborstudien der Waikato Universität in Neuseeland haben beispielsweise gezeigt, dass Manuka-Honig das B**akterium Helicobacter pylori hemmt**. Das Bakterium ist ein Problem im Magen, denn dort führt es zu einer erhöhten Produktion von saurem Magensaft und ist damit häufig ein **Grund für ein Magengeschwür**. In der Praxis hat die Ärztin Dr. Anke Görgner beobachtet, dass Manuka-Honig Patienten mit solchen Infektionen tatsächlich helfen kann. Görgner ist Leitende Oberärztin Naturheilkunde am SANA

Klinikum Leipziger Land in Borna und hat außerdem eine eigene Praxis. Sie setzt Schulmedizin und Naturheilkunde ein. Diabetiker sollten aber bei Manuka-Honig vorsichtig sein. Die Stoffwechselerkrankung geht oft mit erhöhten Methylglyoxal-Werten im Blut einher. Es wird vermutet, dass MGO die oftmals bei Diabetes auftretenden Nervenschäden begünstigen. Daher unbedingt vorher mit dem Arzt darüber sprechen.

Sehr interessant ist die Studie der Mikrobiologin Cecile Badet, die im Laborversuch festgestellt hat, dass Manuka-Honig **schädliche Keime im Zahnbelag**, der ebenfalls ein Biofilm ist, **reduziert** beziehungsweise hemmt. Diskutiert werden auch **positive Effekte bei Atemwegsinfekten, Sinusitis** (Nasennebenhöhlenentzündung) und zur **allgemeinen Stärkung des Immunsystems**. Belastbare Studien dazu stehen noch aus.

Heilpraktiker und Naturheilärzte kennen für den neuseeländischen Honig zahlreiche Einsatzgebiete, in denen er sich praktisch bewährt hat. Ganz klassisch sind **Erkältungskrankheiten**. Schon bei den ersten Beschwerden soll dreimal täglich ein Teelöffel Manuka-Honig helfen, der auch wie ein Eis geschleckt werden kann. Am besten langsam genießen, damit der Honig auf den Mund- und Rachenschleimhäuten wir-

ken kann. Das soll auch bei **entzündetem Zahnfleisch** helfen. Wer während einer Erkältung vom vielen Nase putzen eine **wunde Nase** bekommt, kann die Innenseite der Nase vor dem Schlafengehen mit Manuka-Honig ausstreichen. Wenn der Honig flüssig wird, erreicht er tiefer gelegene Regionen. Das soll bei **Nasennebenhöhlenentzündungen** ebenso wie Nasenspülungen mit warmem Wasser und Honig die Beschwerden lindern. Manche Ärzte und Heilpraktiker empfehlen Manuka-Honig bei **Blasenentzündungen** oder **Blasenerkältung** als unterstützende und stärkende Maßnahme von innen.

Und natürlich gibt es noch die vielen Honig-Hausrezepte, die schon unsere Großeltern nutzten. Aus der Kindheit kennen viele noch die warme Honigmilch bei **Halsschmerzen**. Bekannt ist auch der **Ingwer-Honigtee** gegen Erkältung (weitere Rezepturen für Hausmittel ab Seite 102). Apropos Hitze: Der Wirkstoff MGO im Manuka-Honig ist relativ hitzebeständig. Empfindlichere Inhaltsstoffe wie Enzyme und andere Vitalstoffe überstehen hohe Temperaturen aber nicht. Daher wäre es schade, den teuren Honig in kochend heiße Getränke zu geben. Am besten lässt man sie vorher etwas abkühlen.

Manuka-Honig für die Schönheit

Honig ist nicht nur ein Heil-, sondern auch ein Schönheitsmittel. Das wusste schon Kleopatra, die regelmäßig in Milch und Honig badete. Wer seine Haut von oben bis unten intensiv mit dem Naturheilmittel verwöhnen möchte, kann sich ein **Schönheitsritual in der Sauna** gönnen. Beim so genannten **Honigaufguss** reibt man sich vor dem Aufguss mit Honig ein. Erstaunlicherweise fühlt sich der Honig nicht mehr klebrig an. Durch die Wärme und die auf der Haut kondensierende Feuchtigkeit während des Aufgusses lässt er sich einfach verstreichen und zieht gut in die Haut ein. Anschließend duftet die Haut honigsüß und fühlt sich wunderbar weich an.

Manuka-Honig ist aufgrund seiner pflegenden Eigenschaften auch eine beliebte **Zutat in Cremes, Bodylotions und Shampoos**. In selbstgemachten **Honig-Quark-Masken** kann er seine beruhigende Wirkung entfalten. Manuka-Honig hat es sogar auf die Haut von Promis geschafft. Die Schauspielerinnen Scarlett Johansson, Julianne Moore und Maggie Gyllenhaal bekämpfen damit **Hautunreinheiten**. Elisabeth Jagger, Tochter von Rocklegende Mick Jagger, trägt ihn auf die Lippen auf. Honig genießt als **Lippenpflege** im Winter schon lange einen guten Ruf.

US-TV-Sternchen Kourtney Kardashian schwört auf eine Pflegelinie namens Manuka Doctor, für die sie auch die Werbeikone ist. Die hippe amerikanische Kosmetikmarke Kiehl's hat ebenfalls seit kurzem eine Manuka-Honig-Creme im Programm. Der süße Inhaltsstoff soll die Hautbarriere stärken, schützen und feine Linien glätten. Das deutsche Kosmetikunternehmen Living Nature fügt Manuka-Honig fast allen Pflegeprodukten zu.

Ob Manuka-Honig auch bei Hautkrankheiten wie Akne oder Pilzinfektionen hilft, ist noch nicht genügend erforscht, wird aber diskutiert. Solide Studien dazu fehlen noch.

In den nächsten Jahren wird Manuka-Honig die Forschung weiter intensiv beschäftigen. Gesucht wird aber nicht nur nach seinem gesundheitlichen Potential, sondern auch nach weiteren Inhaltsstoffen. Lebensmitteltechniker stoßen mit High-Tech-Methoden immer tiefer in die geheimnisvolle Materie des Honigs vor. Sie suchen nach einer Art genetischem Fingerabdruck, der es unter anderem auch möglich macht, Manuka-Honig zweifelsfrei von anderen Honigen zu unterscheiden. Damit soll Produktfälschern das Handwerk gelegt werden (mehr dazu ab Seite 60).

Das Multi-Million-Dollar
Manuka-Baby

Manuka-Honig ist der teuerste Honig der Welt. Für ein Pfund muss man bei uns zwischen 80 und 120 Euro zahlen. In Shanghai kostet die gleiche Menge rund 280 Dollar, was aber teilweise auch an den hohen Einfuhrzöllen für Luxusartikel liegt. Ein Ende des Booms ist nicht in Sicht, die Nachfrage nach dem begrenzen Naturprodukt steigt seit vielen Jahren ungebremst.

Nicht immer steckt das drin, was drauf steht

Manuka-Honig gilt in der Finanzwelt inzwischen als lukratives Investment. Die enorme Nachfrage und das viele Geld haben das Land verändert. Die Maori, denen man einst das wertlose Buschland überlassen hatte, sitzen oft auf den besten Manuka-Gründen. In den ersten Jahren nahm man darauf wenig Rücksicht. Imker stellten ihre Völker über Nacht auf privaten Grundstücken auf oder lockten die Landbesitzer in unfaire Landnutzungsverträge. Als »Wild-West-Manier und einen Honig-Rausch«, ähnlich dem Gold- und Ölrausch beschreiben Stammesmitglieder der Ngati Porou diese erste Zeit. Inzwischen mischen die Maori aber selbst sehr erfolgreich im Honiggeschäft mit.

Sie vermieten etwa ihre Grundstücke während der Manuka-Blüte. Die Pacht ist an Ernteertrag und Honigpreis gekoppelt. Andere Maori sind inzwischen selbst erfolgreiche Imker geworden. Um die Wertschöpfungskette besser zu nutzen, bilden Maori-Kooperativen Imkernachwuchs aus, schaffen Infrastrukturen für die Honigernte und schicken Vertreter zu internationalen Messen. Maori-Vertreter reisen etwa nach China, um den Honig ohne Zwischenhändler direkt vermarkten zu können. Einige Maori träumen von einer eigenen Maori-Manuka-Honigmarke, die es weltweit in die Regale schafft.

Für den Inselstaat im Südpazifik ist das Honig-Business ein Multimillionen-Dollar-Geschäft, der Export stieg von 2015 auf 2016 um 35 Prozent auf 315 Millionen USDollar. Gemessen am Warenwert ist Neuseeland weltweit der drittgrößte Honig-Exporteur, nach China und Argentinien. Das liegt am hohen Preis des Honiggoldes. Gemessen an der Exportmenge liegt Neuseeland nämlich nur auf dem 16. Platz. Laut Interessenverband der Neuseeländischen Honigindustrie lag die Honigernte, darunter Manuka-Honig, in der Saison 2015/2016 bei fast 20 000 Tonnen – ein Rekordergebnis.

Der meiste Honig von hier geht nach England, China, Australien, Hongkong, in die USA, nach Japan und Singapur. Es sind mit einem Anteil von 83 Prozent die wichtigsten Exportmärkte für Neuseeland. Vor allem der chinesische Markt wächst von Jahr zu Jahr kräftig, alleine von 2014 auf 2015 hat sich der Markt für neuseeländischen Honig dort verdoppelt. Chinesen seien nach gesunden Lebensmitteln regelrecht verrückt, schreibt BBC Capital. Das ist kulturell bedingt, Gesundheit hat für Chinesen einen sehr hohen Stellenwert. Wohlhabende Chinesen trauen den eigenen Lebensmitteln oftmals nicht (mehr), sie hätten einen unersättlichen Appetit auf natürliche Produkte aus dem Ausland. China ist mit der einstigen Kronkolonie Hongkong derzeit der größte Manuka-Markt der Welt.

Der Löwenanteil des Honigs verlässt Neuseeland bereits in Gläser abgefüllt und etikettiert. Nur ein kleiner Teil geht in Großgebinden auf die Reise. Dieser Honig wird erst im Ausland abgefüllt. Vor allem hier besteht das Risiko für Produktfälschungen. Was im Ausland passiert, kann die neuseeländische Regierung nicht kontrollieren. Schätzungen zufolge soll nur jedes sechste Glas echten Manuka-Honig enthalten. Nicht immer muss kriminelle Energie dahinter stecken. Die Krux: Manuka-Honig ähnelt in Aussehen, Geschmack und Geruch anderen neuseeländischen Teebaum-Honigen. Darunter Kanuka-Honig, den die Bienen aus dem Nektar des Kanuka-Strauches gewinnen. Der Doppelgänger wächst in der Wildnis Seite an Seite mit dem Manuka-Strauch und blüht auch zu einer ähnlichen Zeit.

Doch das schadet dem guten Ruf. Die britische Agentur für Lebensmittelstandards warnt seit Jahren immer wieder vor Fake-Produkten. 2016 hat sich laut der neuseeländischen Tageszeitung *New Zealand Herald* die größte britische Honigfirma bei der neuseeländischen Regierung über zu lasche Exportvorschriften und gefälschte Produkte beschwert. Hintergrund war der Bericht des britischen Handelsblattes *The Grocer* »The great manuka honey swindle« aus 2014, wonach angeblich mehr Manuka-Honig rund um den Globus verkauft werde, als Neuseeland überhaupt exportiert. Alleine Großbritannien hätte demnach dreimal mehr Manuka-Honig importiert, als Neuseelands gesamte Ernte beträgt. Leider existieren keine exakten Zahlen darüber, wie viel Manuka-Honig Neuseeland exportiert. Die neuseeländische Industrie schätzt den Anteil laut Argar-Fachblatt New Zealand Economics auf etwa 75 bis 80 Prozent der gesamten Ausfuhrmenge. Das wären bei Exporten von um 9000 Tonnen in 2016 schätzungsweise rund 7000 Tonnen Manuka-Honig. Alleine Großbritannien und China kaufen jedes Jahr jeweils um 1500 – 1800 Tonnen.

Das schnelle Geschäft: Fälschungen überschwemmen den Markt

Manuka-Fälschungen tauchen überall auf, nicht nur in Großbritannien und China. Professor Karl

Speer, der an der Technischen Universität Dresden seit vielen Jahren zu Honig forscht, kennt die Problematik. Er hat solche betrügerischen Produkte schon häufiger auf dem Tisch gehabt. Speer untersuchte an seinem Institut für Spezielle Lebensmittelchemie und Lebensmittelproduktion in den Jahren 2007 bis 2014 insgesamt 45 als Manuka-Honig deklarierte Honige genauer. Nur 17 davon trugen diese Bezeichnung nach deutscher Honigverordnung zu Recht. Diese erlaubt die Bezeichnung Sortenhonig nur, wenn der Honig »vollständig oder überwiegend den genannten Blüten oder Pflanzen entstammt und die entsprechenden organoleptischen (Geruch), physikalisch-chemischen und mikroskopischen Merkmale aufweist«. Experten gehen bei Sortenhonigen von einem charakteristischen Blüten-Pflanzen-Anteil aus, der bei etwa 60 Prozent liegen sollte. Gesetzlich definiert ist das aber nirgendwo. 19 der von Speer untersuchten Honige waren Mischungen aus Manuka- und Kanuka-Honig, drei enthielten überhaupt keinen Manuka-Honig, sondern den Doppelgänger Kanuka. Sechs der Proben enthielten sogar völlig andere Honigsorten aus Neuseeland.

Wäre der Manuka-Honig nicht so sündhaft teuer, wäre das nicht ganz so schlimm. Denn ob man sich nun einen Manuka- oder Kanuka-Honig aufs Brot streicht, spielt aus rein geschmacklichen Gründen keine Rolle. Wer aber zwischen 50 und 140 Euro für ein Glas Honig in der Hoffnung auf einen Wunderhonig ausgibt, darf erwarten,

dass sich im Glas das befindet, was auf dem Etikett steht. Oftmals wird der teure Honig auch mit Zuckersirup gestreckt. Besonders raffiniert war eine Manuka-Fälschung, die das neuseeländische Ministry for Primary Industries (MPI) im Februar 2016 zu einem offiziellen Rückruf bewog: Laboranalysen hatten gezeigt, dass eine Firma offenbar ihrem Honig die Laborsubstanzen Methylglyoxal (MGO) und Dihydroxyaceton (DHA) zugesetzt hatte. Beide gelten als wichtige Markersubstanz für die antibiotische Wirkung von Manuka-Honig.

Die Regierung hatte daher bereits 2014 Übergangsrichtlinien erlassen, die für mehr Klarheit sorgen sollen. Sie beschreiben etwa charakteristische Merkmale von Manuka-Honig wie Farbe, Geschmack, flüchtige Substanzen wie Aroma, welche Pollen enthalten sein sollen, außerdem die Anwesenheit der beiden wertgebenden Inhaltsstoffe DHA und MGO. Die Übergangsrichtlinien beschreiben auch, welche Aussagen auf dem Etikett verboten sind: nämlich alles, was in Richtung Gesundheit und Medizin geht. Verboten sind diese Begriffe: »peroxide activity«, »non-peroxide-activity«, »total activity«, »activity«, »antibacterial activity« und »bioactive«.

Parallel zu diesem Schritt initiierte die Regierung ein umfangreiches Wissenschaftsprogramm zur Erforschung von Manuka-Honig. Ziel ist eine wissenschaftlich basierte Bestimmungsmethode, mit der sich zweifelsfrei nachweisen lässt, ob es sich um echten Manuka-Honig handelt (s. Seite 60 ff.).

Bienenfleiß und Bienennot

Mit der Nachfrage nach Manuka-Honig steigt auch die Zahl der Bienenvölker sprunghaft an. Der Interessenverband der Neuseeländischen Honigindustrie zählte 2017 rund 7 800 Imker beziehungsweise Honigunternehmen, die rund 800 000 Bienenvölker bewirtschafteten. Vor 15 Jahren waren es noch 300 000. Alleine von 2014 bis 2015 wuchs der Bestand um 70 000 Bienenvölker. Mehr als ein Drittel der Bienenstöcke wird von 29 Unternehmen geführt, einige Firmen bewirtschaften sogar mehrere Tausend Völker.

Völker in Gefahr

Das ist eine Honigindustrie, die mit viel High-Tech arbeitet. Kleine Familienunternehmen haben kaum noch eine Chance. Bienenstöcke werden beispielsweise mit GPS-Koordinaten versehen, um die Echtheit des Honigs zu garantieren. So kann der exklusive Manuka-Honig im Glas später vom Kunden bis zum Ursprungsort zurückverfolgt werden. Immer öfter werden Bienenstöcke höchst aufwendig mit Hubschrauber in unzugängliche, weglose Gebiete geflogen. In Trachtgebieten, von denen bekannt ist, dass es dort wirkstoffreiche Manuka-Sträucher gibt, konkurrieren Imker um die

Stellplätze. Das Klima ist vergiftet und manche Imker greifen sogar zum Äußersten. Wie etwa letztes Jahr, als mehrere hundert Völker mit Insektengift getötet wurden. Kriminell sind auch die vielen Honigdiebe. Jedes Jahr verschwinden Hunderte Bienenstöcke über Nacht oder die Räuber stehlen gefüllte Honigwaben aus dem Stock. Die Imker sind hilflos und die Polizei hat kaum eine Chance, der Diebe habhaft zu werden. Sie spricht inzwischen von organisierter Kriminalität. Sogar Honiggläser im Laden sind beliebtes Diebesgut. In vielen Geschäften steht Manuka-Honig daher in einer abgeschlossenen Vitrine.

All das sind verglichen mit Deutschland andere Dimensionen. Der Deutsche Imkerbund schätzt, dass sich in Deutschland rund 100 000 Imker um rund 800 000 Völker kümmern. Rund 96 Prozent von ihnen führen zwischen einem und 25 Völker. Und nur ein Prozent der deutschen Imker besitzt mehr als 50 Völker.

Bienen kämpfen mit Krankheiten

Wenn viele Bienenvölker dicht an dicht stehen, hat das wenig mit der ursprünglichen Lebensweise des Insekts zu tun. Ursprünglich kommen Bienen aus dem Wald, wo wilde Völker in vier bis fünf Meter hohen Baumhöhlen ohne direkte Nachbarn leben. Bienenforscher erkennen immer mehr, dass solche Faktoren enorm wichtig sind, wenn Bienen gesund bleiben sollen. Kranke Bienen schaffen es beispielsweise nicht mehr, solche hochgelegenen Nester zu erreichen. Diese natürliche Auslese ist ein wichtiger Schutz vor Krankheiten. Umgekehrt steigt das Risiko: Wenn Bienenvölker in Bodennähe und dazu in großer Zahl an einem Platz stehen, schaffen es auch todkranke Bienen noch nach Hause, und unter Umständen kriechen sie vielleicht sogar beim Nachbarn ins Nest. Durch die hohe Dichte wird auch die Nahrung knapp, der Nektar reicht nicht aus, um alle Völker zu versorgen. Und dann breiten sich Krankheitserreger in Windeseile aus. Vor allem, weil nicht jeder, der sich in der Hoffnung auf viel Geld Bienen anschafft, eine qualifizierte Ausbildung hat. Wenn nur ein Imker Krankheiten seiner Bienen nicht richtig erkennt oder nicht richtig behandelt, infizieren seine Völker andere Bienen rasend schnell.

Wie in Europa kämpfen auch die neuseeländischen Honigbienen gegen verschiedene Krankheiten und Erreger. Sie können von verschiedenen Milben und Viren befallen werden oder an Durchfall zugrunde gehen. Die Völkerverluste liegen je nach Region zwischen zehn und fünfzig Prozent. Zu den größten Bedrohungen gehören die Varroa-Milbe (siehe Seite 28) und die amerikanische Faulbrut. Die Varroa-Milbe trat 2000 zum ersten Mal in Neuseeland auf. Sie ernährt sich vom Blut der Bienenlarve und überträgt dabei eine Vielzahl von Krankheitserregern, darunter Viren und Bakterien. Insgesamt werden die Völker dadurch stark geschwächt. Über kurz oder lang stirbt das gesamte Volk. Imker nutzen verschiedene Arzneien, um sie zu bekämpfen. Doch immer häufiger stellen sie fest, dass die Varroa gegen die gängigen Mittel Resistenzen entwickelt. Zusätzlich können Rückstände der Bienenarznei den Honig belasten.

Die amerikanische Faulbrut ist eine meldepflichtige Bienenkrankheit und auch in Neuseeland ein Problem. Daran erkranken nur die Bienenlarven. Sie sterben und bilden eine hochinfektiöse, schleimige Masse. Erkennt der Imker das nicht, kann sich die Krankheit zum Beispiel über kontaminierte Arbeitsgeräte rasend schnell ausbreiten. Die wichtigste Maßnahme, um Übergriffe auf andere Völker zu verhindern, ist penible Hygiene. Schwer erkrankte Völker werden meist getötet und samt Material verbrannt.

Bienen leiden unter Pestiziden

Neuseeland gilt als Naturparadies, hat aber auch andere Seiten, beispielsweise die ausgedehnten Monokulturen mit Kiwi, Apfel und anderen Früchten. Sie sind anfällig für Schädlinge und werden wie in jedem Intensivobstanbau häufig gespritzt. 2013 starben laut Tageszeitung *New Zealand Herald* viele Bienenvölker, die zur Befruchtung in die Kiwiplantagen gebracht wurden. Pflanzengifte sind aber auch in Parks und Privatgärten beliebt und werden ironischerweise sowohl gegen als auch zum Schutz von Manuka-Sträuchern eingesetzt. Die Massey University in Neuseeland veröffentlicht zur Manuka-Pflanze eigens Empfehlungen zum Pestizidmanagement. Manuka sei eine der wahrscheinlich lästigsten heimischen Gestrüpparten, die man Jahrzehntelang versucht hat zu kontrollieren, heißt es. Nun würde aufgrund des Honigs aktiv versucht, die Pflanze anzubauen. Farmer legen Manuka-Plantagen an und spritzen Pestizide gegen unerwünschte Pflanzen in der Nachbarschaft. Andere Bauern spritzen wilde Manuka-Pflanzen zuerst mit Pestiziden ab, um dann eine Neupflanzung anzulegen. Der Hintergrund: Nicht jede Manuka-Pflanze liefert Nektar mit hohem antibiotischem Potenzial. Honig von solchen Pflanzen schmeckt zwar genauso wie Manuka-Honig schmecken soll – kräftig und fast bitter – er erzielt aber aufgrund des eher niedrigen Wirkstoffgehalts deutlich geringere Preise.

Wenn es um die Ausmerzung von unerwünschten Manuka-Sträuchern geht, nennen die Pesitizid-Experten der Massey University gerne Glyphosat. Es ist laut BUND der weltweit am häufigsten eingesetzte Wirkstoff in Unkrautvernichtern. Das Testmagazin Ökotest fand ihn 2016 auch in einem Manuka-Honig. Er-

funden hat ihn der Chemiekonzern Monsanto. Die Krebsforschungsagentur der WHO hält Glyphosat als »wahrscheinlich krebserregend für den Menschen«. Das Gift zerstört zudem die biologische Vielfalt. Kritisch beurteilt werden auch Hilfsstoffe, die die giftige Wirkung unterstützen. Darunter Tallowamin, es soll noch schädlicher als Glyphosat selbst sein. Tallowamine als Beistoff in glyphosathaltigen Mitteln sind inzwischen verboten. Um Glyphosat wurde in Europa lange gestritten. Die Zulassung wäre eigentlich im Dezember 2017 ausgelaufen. Nach zähem Ringen darf die Substanz nun weitere fünf Jahre auf die Äcker gebracht werden. Auf nationaler Ebene gehen die europäischen Länder individuell mit diesem EU-Beschluss um. Frankreich hat den Ausstieg aus dieser Praxis bereits beschlossen. Die neuseeländische Umweltschutzbehörde (EPA) sieht in dem umstrittenen Herbizid laut einem Bericht des deutschen Fachblatts *Top Agrar* bislang für den Menschen keine Gefahr, sofern es fachgerecht angewendet wird. Es sei unwahrscheinlich, dass das Pflanzenschutzmittel Krebs oder Genveränderungen auslöse.

Auf die Bienen hat das geruchs- und geschmacksneutrale Herbizid jedenfalls definitiv schädliche Auswirkungen. Einer Studie von Wissenschaftlern aus Argentinien und Deutschland zufolge beeinträchtigt das Gift das Orientierungsverhalten der Insekten. Bienen, die im Versuch Nahrung von einer glyphosatbelasteten Quelle aufgenommen hatten, kamen deutlich später zu

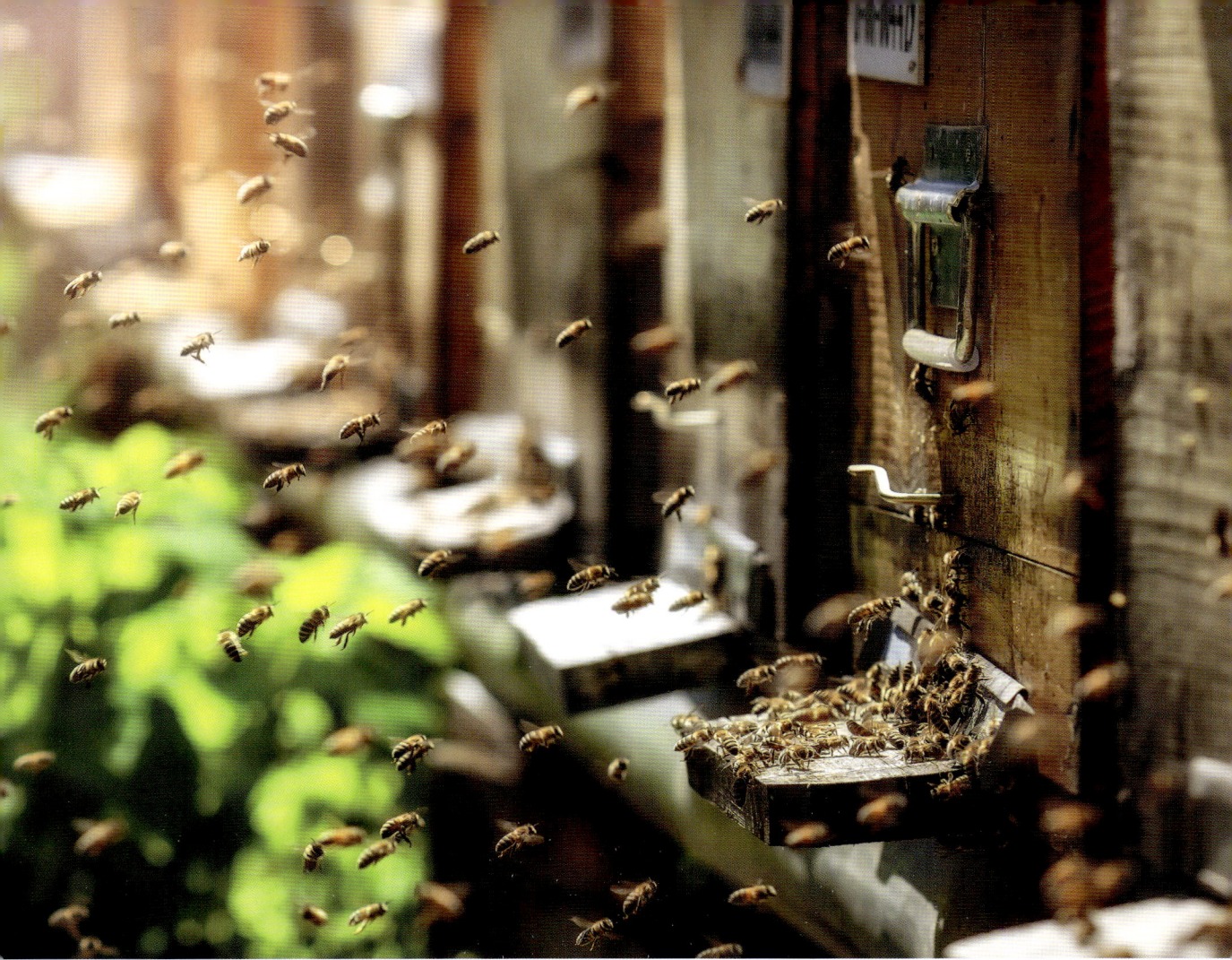

Hause an, als Bienen, die dem Herbizid gar nicht oder nur in geringen Mengen ausgesetzt waren. Bei wiederholtem Besuch der Futterquelle mit Glyphosat zeigten sich die Beeinträchtigungen noch deutlicher. »Es ist besorgniserregend, dass sogar wenige, kurzzeitige Kontakte mit Glyphosat solche Beeinträchtigungen hervorrufen, denn eine wiederholte Aufnahme bei den Bienen ist zu erwarten« so Imkermeister Thomas Radetzki vom Verein Mellifera e. V. und Sprecher des Bündnisses zum Schutz der Bienen. Glyphosat lässt sich bei vielen Menschen bereits im Urin nachweisen. Auch in Honig wurde es schon gefunden, in deutschem wie in neuseeländischem.

Manuka ist gleich Manuka – oder nicht?

Goldrausch-Stimmung, skrupellose Betrüger, viel Geld, ein hochgelobtes Produkt und ein Siegelwirrwarr mit Qualitätsversprechen: In dieser Gemengelage hat das neuseeländische Ministry for Primary Industries drei Jahre lang nach Richtlinien und Kriterien gesucht, die Honigfälschungen unterbinden und den Ruf des Nationalprodukts bewahren sollen. Dabei ist eine der größten Herausforderungen, den echten, wirkstoffreichen Manuka-Honig von anderen oder sogar Fälschungen zu unterscheiden.

Qualitätssysteme und Label

Relativ leicht zu entlarven sind die mit Zucker gestreckten Produkte. Schwieriger war die Frage, wann ein Honig »Manuka-Honig« heißen darf. Dabei klingt das erstmal nicht anspruchsvoll. Manuka-Honig gehört zu den Sortenhonigen. Im Glas sollte also Honig stecken, den die Bienen vorwiegend aus Manuka-Nektar gewonnen haben. Gesetzlich ist »vorwiegend« nicht näher definiert. 100 Prozent reine Sortenhonige aus der Natur gibt es nie. Denn nicht 100 Prozent der Bienen fliegen ausschließlich in eine einzige Blütenart. Experten gehen daher bei einem Sortenhonig davon aus, dass mindestens 60 Prozent des Nektars aus der namensgebenden Pflanze stammt. In Deutschland kennen wir viele Sortenhonige, etwa Lindenhonig, Löwenzahnhonig oder Edelkastanienhonig. Der Imker erkennt sie am typischen Geruch, der charakteristischen Farbe, am Geschmack und der Konsistenz. Im Labor lässt sich die Herkunft durch eine Pollenanalyse exakt bestimmen.

Doch das klappt bei Manuka nicht. Denn der Strauch hat einen Zwilling, mit dem er Seite an Seite wächst und der zu einer ähnlichen Zeit blüht: Der Kanuka-Strauch. Selbst geschulte Augen müssen ganz genau hinschauen, um die beiden Pflanzen auseinander zu halten. Auch der Honig aus dem Nektar sieht bei beiden Sorten exakt identisch aus, riecht und schmeckt auch gleich. Auch gewöhnliche Laboranalysen scheitern, da die Pollen beider Pflanzen identisch aussehen. Dazu kommt: Neben Kanuka gibt es weitere Pflanzen auf Neuseeland, die ähnliche Pollen enthalten, etwa der Pohutukawa-Strauch. Ginge es um einen reinen Genusshonig wäre das an sich nicht weiter schlimm. Allerdings enthält nur Manuka die besondere Zusammensetzung, die für die hohe antibakterielle Wirksamkeit verantwortlich ist.

Die Krux: Wer 60 Euro und mehr für 250 Gramm Manuka-Honig ausgibt, will sich darauf verlassen können, dass er das echte Produkt kauft. Wissenschaftler auf der ganzen Welt suchen deshalb seit einigen Jahren nach charakteristischen Inhaltsstoffen, mit denen sich Manuka-Honig zweifelsfrei identifizieren lässt. Eine Weile galten Methylglyoxal (MGO) und Dihydroxyaceton (DHA) als Markersubstanz. Zwar sind es wichtige und wertvolle Inhaltsstoffe, jedoch können sie auch chemisch-synthetisch hergestellt sein und Kanuka-Honig oder anderen Sorten zugesetzt werden.

Der Staat greift durch

Wegen der Betrügereien, des Vertrauensverlusts und der Forderungen internationaler Handelspartner nach einem verlässlichen Produkt, hat die neuseeländische Regierung intensiv an verschärften Exportrichtlinien gearbeitet. Sie sollen sicherstellen, dass der teure Honig auch tatsächlich das ist, was er verspricht: Echter Manuka-Honig.

Zu den Zielen gehören die Rückverfolgbarkeit jedes Honigs bis zum Ursprung und eine wissenschaftliche Definition für Manuka-Honig mit messbaren Parametern. Damit wagte sich die Regierung an eine Herkulesaufgabe, denn Honig ist ein hochkomplexes Naturprodukt und niemals gleich. Rund drei Jahre lang untersuchten Wissenschaftler über 800 Honigproben von mehr als 20 neuseeländischen Honigsorten aus sieben Jahren sowie mehr als 700 Nektar- und Pollenproben aus zwei Blüteperioden.

Im April 2017 präsentierte das Ministry for Primary Industries (MPI) ein Vorschlagspapier mit weitreichenden Regularien für ein General Export Requirements for Bee Products (GREX).

Anhand von fünf Inhaltsstoffen soll es demnach möglich sein, neuseeländischen Manuka-Honig von anderen Honigen sicher zu unterscheiden. Die Analysen sollen außerdem zweifelsfrei zeigen, ob es sich um einen sortenreinen Manuka-Honig oder einen Blütenhonig mit Manuka-Anteil handelt. Im Fokus stehen vier chemische Substanzen (3-Phenyllactosäure, 2-Ethoxyacetophenon, 2-Methoxybenzoesäure, 4-Hydroxyphenylmilchsäure) sowie die DNA der Blütenpollen. Alle Testreihen müssen in den vom Ministerium zugelassenen Laboren durchgeführt werden. Imker müssen sich außerdem beim MPI registrieren lassen, die Anzahl und Stellplätze ihrer Bienenvölker sowie die geernteten Honigmengen melden. Jedes Bienenvolk beziehungsweise jede Bienenbeute bekommt eine Identifikationsnummer.

Ein Exportstandard soll Qualität sicherstellen

In der darauffolgenden Konsultationsphase befasste sich das Ministerium mit mehr als einhundert schriftlichen Einwänden der Honigindustrie. So hatten etwa Unternehmen eigene Labortests entsprechend der neuen Vorgaben durchführen lassen. Etliche der – nach eigenen Angaben wirkstoffreichsten Manuka-Honige – fielen durch, weil sie teilweise die Kriterien nicht erfüllten.

Nach Arbeitstreffen zwischen Honigverbänden und Ministerium verabschiedete das MPI kurz vor Weihnachten 2017 eine leicht modifizierte Version des Entwurfs als finalen Exportstandard. Es handele sich um eine robuste wissenschaftliche Definition und um die beste, die beim derzeitigen Stand der Forschung möglich sei, so die Behörde. Stichtag ist der 5. Februar 2018. Wie das neue Regelwerk in der Praxis funktioniert, ist zum Erscheinungszeitpunkt dieses Buches ungewiss. Behörden und Honigfirmen wollen weiter im Dialog bleiben.

Mehr Verbraucherschutz bei Manuka-Honig

Unabhängig davon, ob sich die Richtlinien in der aktuellen Fassung bewähren – oder möglicherweise nachjustiert werden müssen – für Kunden sind sie eine gute Nachricht. Denn die Verordnung von höchster Stelle reguliert den Wildwuchs auf dem Markt. Einheitliche chemische Analysen und staatliche Kontrollen aller exportierten Manuka-Honige bedeuten mehr Produktsicherheit und machen Betrügern das Leben schwer.

Welche Qualitätszeichen sind vertrauenswürdig?

Mit Inkrafttreten der staatlichen Exportregeln verlieren etablierte und bekannte privatwirtschaftliche Gütesiegel an Bedeutung. Ob Honigverbände und Unternehmen zusätzlich zu den staatlich verordneten Labortests an ihren eigenen Testreihen festhalten, ist zum Erscheinungsdatum des Buches nicht bekannt.

Die international bekannten Bewertungssysteme (UMF- und MGO®-Faktor) dürften weiter existieren. Beides sind seriöse, vertrauenswürdige Warenzeichen. Die Zahlen stehen für die Wirkstärke beziehungsweise die antibakterielle Aktivität des Honigs. Je höher der Wert, umso wertvoller und teurer der Honig.

Der UMF-Faktor

Die Unique Manuka Factor Honey Association (UMFHA) hält seit 1998 die Rechte an der international eingetragenen Handelsmarke UMF. Sie vertritt rund 75 Prozent der neuseeländischen Honigindustrie. Die UMFHA geht auf den Manuka-Entdecker Dr. Peter Molan und seine Untersuchungsmethode der Non-Peroxide Acitivity zurück (siehe Seite 43).

Der Verband hat viele Jahre an einem wissenschaftlich anerkannten Industriestandard zur Bestimmung von Manuka-Honig und der biologischen Aktivität geforscht und diesen Standard als Qualitätssicherungssystem für alle

Mitglieder vorgeschrieben. Der Honig wird auf die Markersubstanzen Methylglyoxal, DHA und Leptosperin in unabhängigen Laboren geprüft. Diese Testkriterien decken sich jedoch nicht mit den aktuell verabschiedeten staatlich vorgeschriebenen Parametern.

Da die Aktivität je nach Nektarqualität von Honig zu Honig sehr stark schwanken kann, hat der UMFHA von Anfang an eine Werteskala für den einzigartigen Manukafaktor eingeführt. Der UMF-Wert (Unique Manuka Faktor), der auf jedem Glas angegeben ist, reicht von 2,7+ bis zu 20,3+.

UMF-Lizenznehmer sind mehr als 100 Imker, Honigproduzenten und -exporteure. Ihre Honige werden in Neuseeland ins Glas gefüllt und etikettiert. Das schützt vor Betrug.

MGO®-Wert

Zwei Jahre nach der Entdeckung von Methylglyoxal (MGO) durch den deutschen Wissenschaftler Prof. Dr. Thomas Henle im Jahr 2006 ließ das Unternehmen Manuka Health New Zealand die Bezeichnung MGO® als eingetragenes Warenzeichen schützen.

Auf Basis des MGO-Gehaltes und des von Henle entwickelten, wissenschaftlich anerkannten Tests, hat das Unternehmen Manuka Health New Zealand ein eigenes Bewertungssystem eingeführt. Die Werteskala reicht von MGO 30+ bis zum höchsten Wert von 850+. Ergänzend wurden weitere Qualitätskriterien entwickelt, die unter anderem eine Rückverfolgung des Honigs bis zum Ursprung umfassen.

Viele Jahre existierten UMF-Faktor und MGO-Wert unabhängig nebeneinander im Wettbewerb. 2017 hat sich Manuka Health New Zealand dem UMFHA Verband angeschlossen. Seither – vor dem Hintergrund der neuen Exportrichtlinien aber möglicherweise nicht mehr lange – wird der Honig neben dem MGO-Gehalt auch auf die Markersubstanzen DHA und Leptosperin untersucht.

Die MGO-Werteskala ist vor allem in Deutschland ein eingeführtes und bekanntes Qualitätssystem. Welcher MGO-Wert welchem UMF-Wert entspricht, sehen Sie hier:

MGO	UMF-Äquivalent
30 +	2,7 +
83 +	5 +
100 +	5,6 +
250 +	9,7 +
400 +	12,9 +
550 +	15,6 +
850 +	20,3 +

Quelle: http://www.manukahealth.co.nz/manuka-honey/what-is-mgo/

Noch mehr Siegel und Zeichen

Neben dem UMF- und dem MGO®-Wert gibt es weitere Werteskalen und Phantasiezeichen, die einige Firmen verwenden, um die biologische Wertigkeit von Manuka-Honigen auszudrücken. Sie sind hier der Vollständigkeit halber aufgeführt.

TA steht für »Total Activity« und beurteilt die Gesamtaktivität des Honigs auf Bakterienkulturen. Das Rechenmodell basiert auf der Messung der Wasserstoffperoxid-Aktivität, die in vielen Honigen vorkommt, und der so genannten Non-Peroxide-Activity (Nicht-Wasserstoffperoxid-Aktivität), die Manuka-Honige im Speziellen auszeichnet. Das Ministry for Primary Industries hat jedoch alle Claims, die einen Zusammenhang zwischen gesundheitlichen Wirkungen herstellen, verboten.

Methylglyoxal Manche Unternehmen schreiben die Substanz Methylglyoxal mit vollem Namen und einer Ziffer aufs Etikett, andere kürzen sie mit »MG« ab. Welche Prüfmethode verwendet wird, ist dem Etikett meist nicht zu entnehmen.

MGS Andere Gläser tragen ein rundes Siegel mit der Beschriftung »Molan Gold Standard« (MGS), was eine eingetragene Marke ist. Dieses System hat der Manuka-Entdecker Molan zu einem späteren Zeitpunkt entwickelt. Auch hier werden die MGO-Gehalte im Honig bestimmt. Dieses System basiert auf einem eigenen Rating, das nicht mit der MGO-Zertifizierung von Manuka Health New Zealand übereinstimmt.

Weitere Siegel Und es gibt noch mehr Siegel, etwa die Bezeichnung »IAA« (antibakterielle und antiseptische Wirksamkeit), deren Siegeloptik der Handelsmarke UMF nachempfunden ist und den »AAH-Standard«, der die antibakterielle und antioxidative Wirkung von Manuka-Honig bewertet.

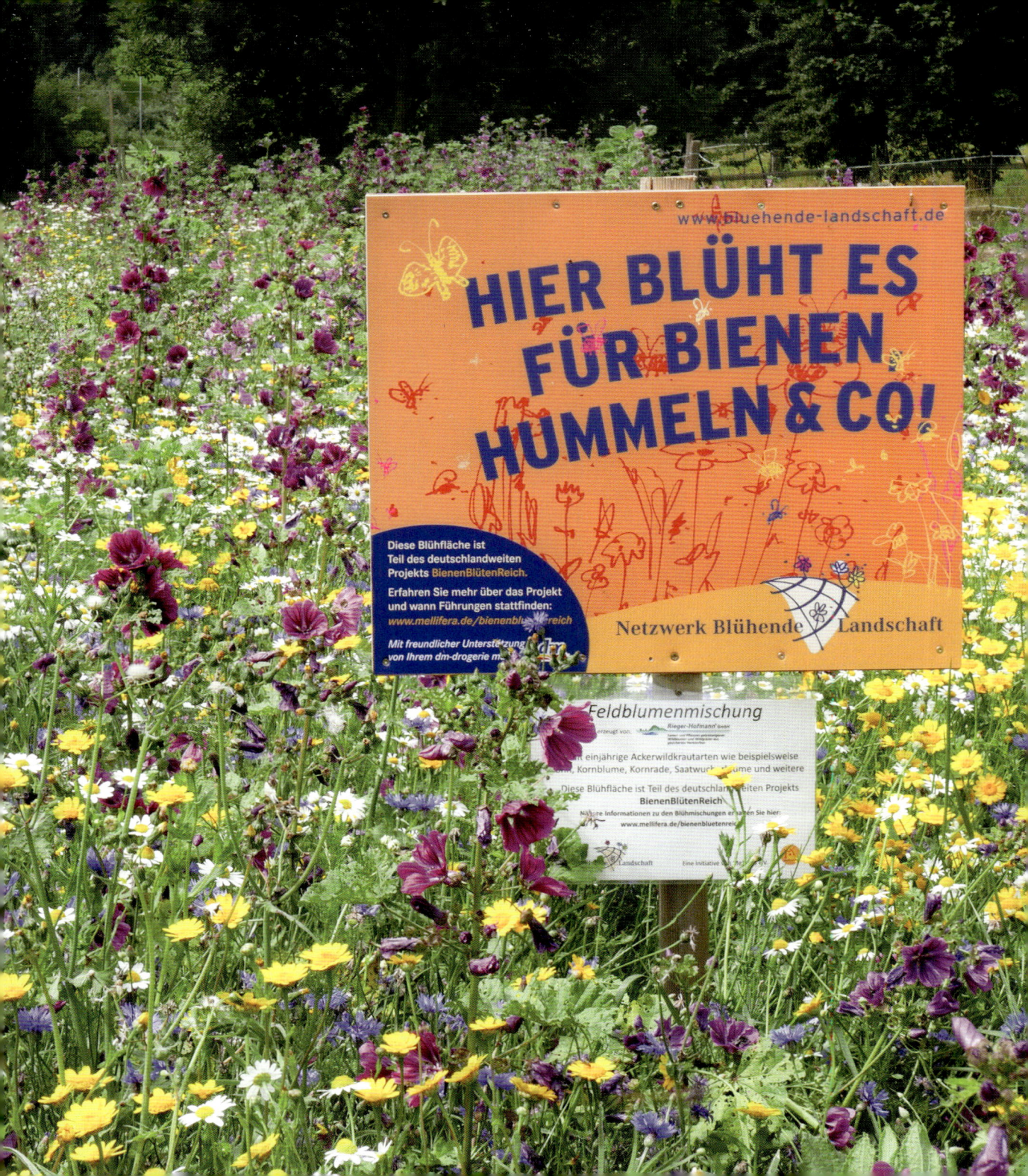

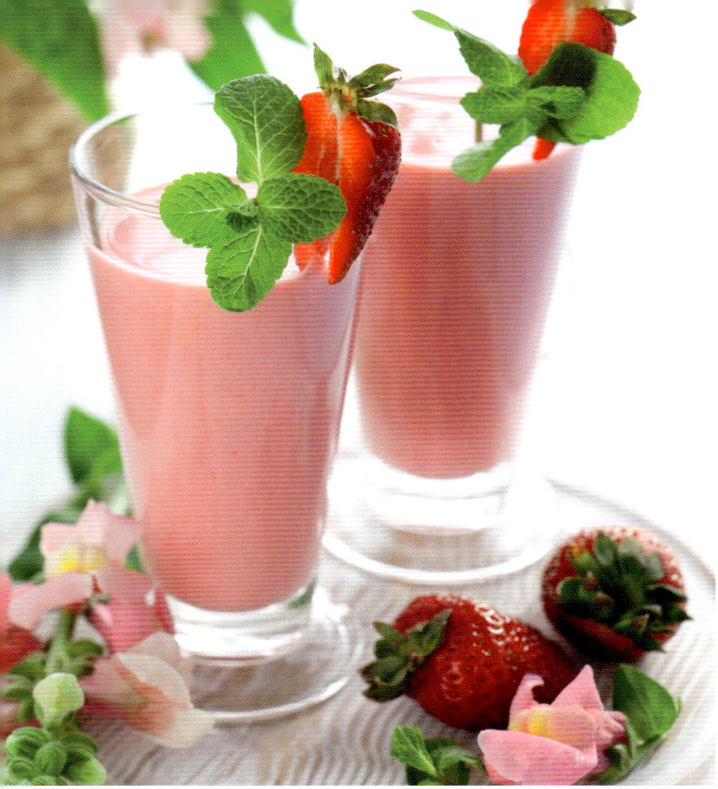

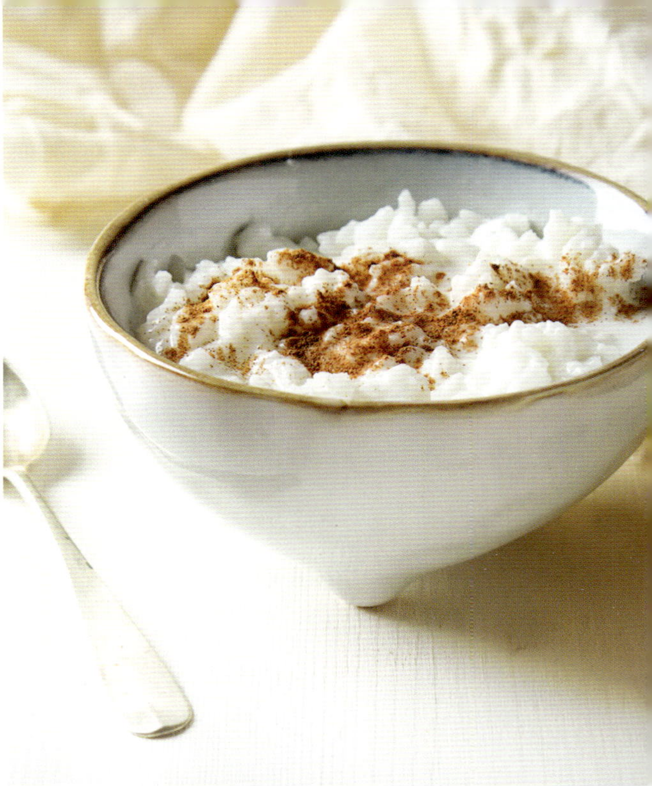

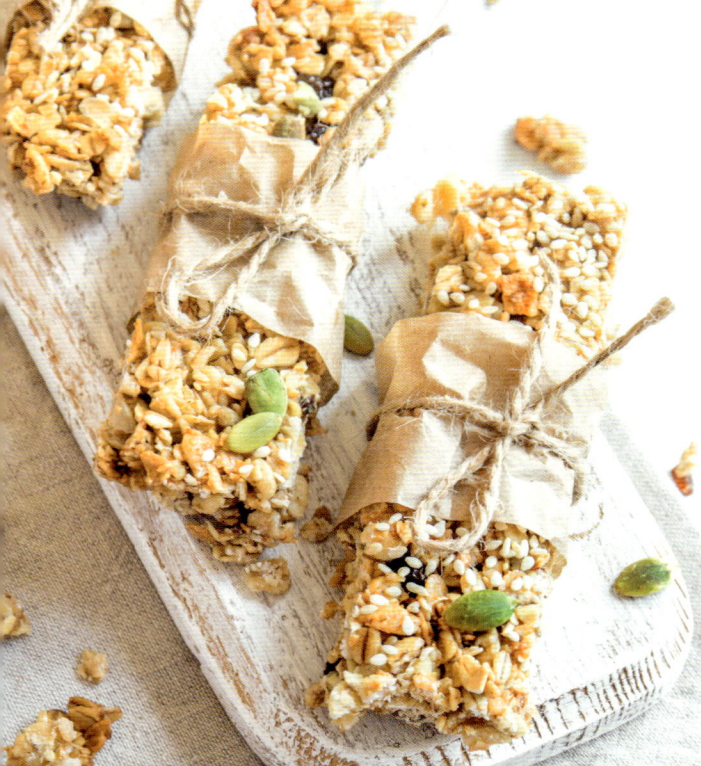
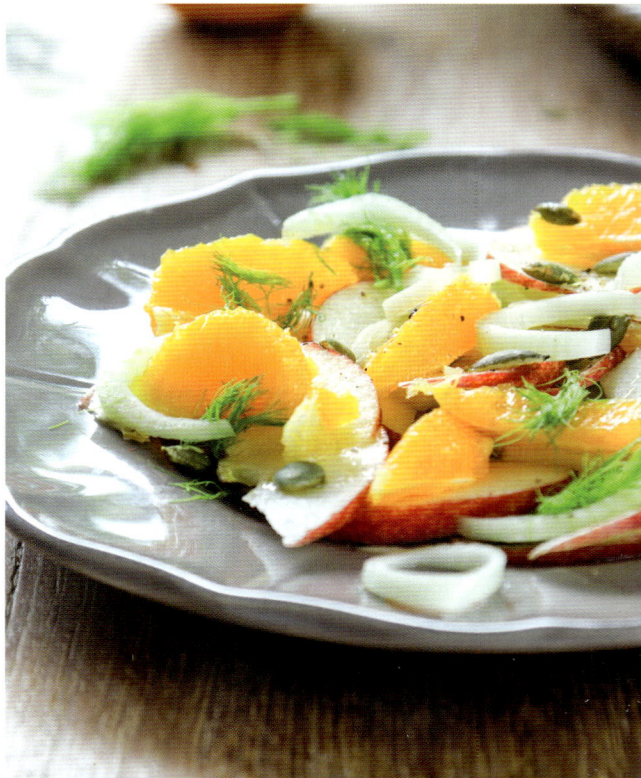

Die Rezepte *zum Genießen*

Fast jeder hat einen Bezug zu Honig. Warme Milch mit Honig ist bei vielen beispielsweise eine wohlige Kindheitserinnerung. Die Geschmacksvielfalt des Honigs entdecken die meisten erst später. Lindenhonig im Tee zum Beispiel, Waldhonig im Joghurt oder zu reifem Käse – es gibt unzählige Möglichkeiten in der süßen wie herzhaften Küche. Lassen Sie sich inspirieren von den besten Rezepten der feinen Honigküche.

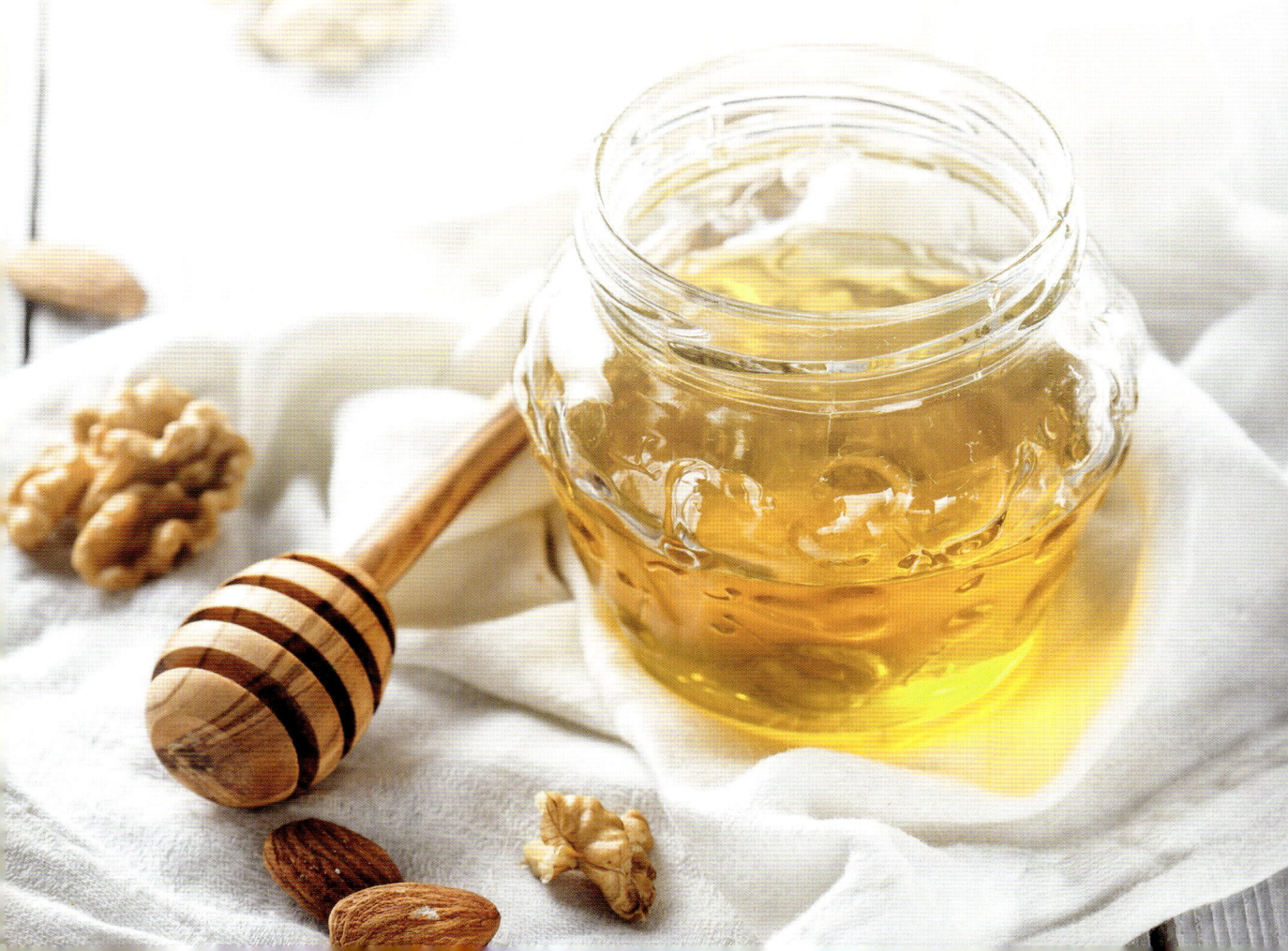

Mango-Chia-Pudding

mit Honig

Für 4 Personen
1 reife Mango, ca. 500 g
8 EL Naturjoghurt
200 ml Wasser
2 EL Honig
80 g Chiasamen
100 g Mandelblättchen

**Küchenzeit 15 Min.
plus Kühlzeit**

1 Den Kern vom **Mangofruchtfleisch** lösen und das Fruchtfleisch im Mixer pürieren. Für später beiseite stellen. **Joghurt, Wasser** und **Honig** ebenfalls im Mixer verrühren. Dann die **Chiasamen** unter die Joghurtmasse rühren.

2 Die Joghurtcreme auf vier Dessertgläser verteilen und für etwa 1 Stunde kalt stellen.

3 Die **Mandelblättchen** in einer beschichteten Pfanne ohne Fett unter ständigem Rühren vorsichtig rösten, bis sie eine goldene Farbe bekommen.

4 Das Mangomus kurz vor dem Servieren auf dem Joghurt-Chia-Pudding verteilen und mit den Mandelblättchen verzieren.

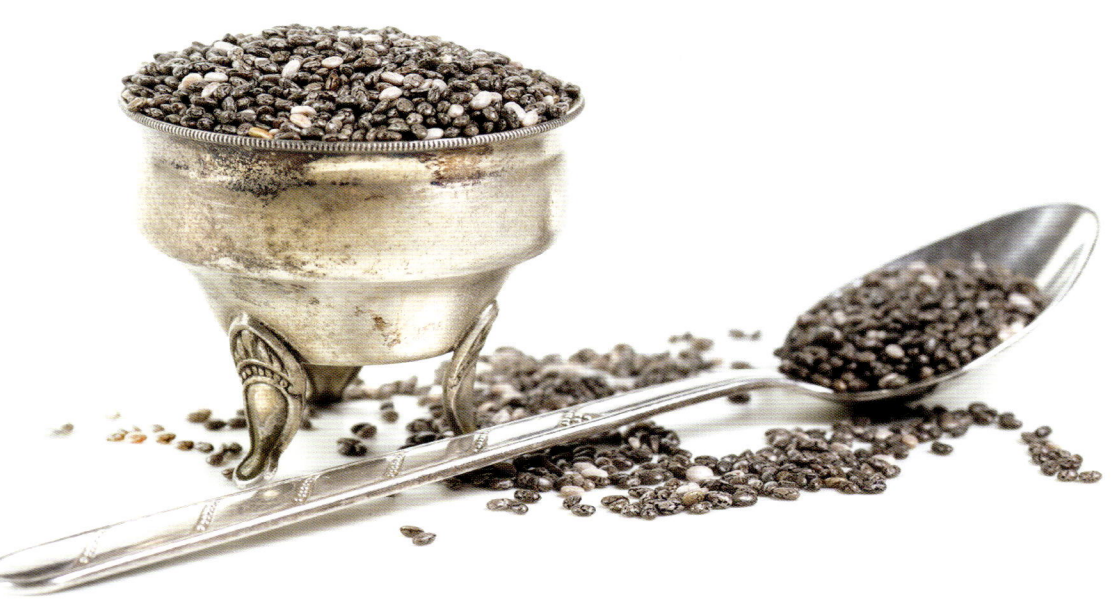

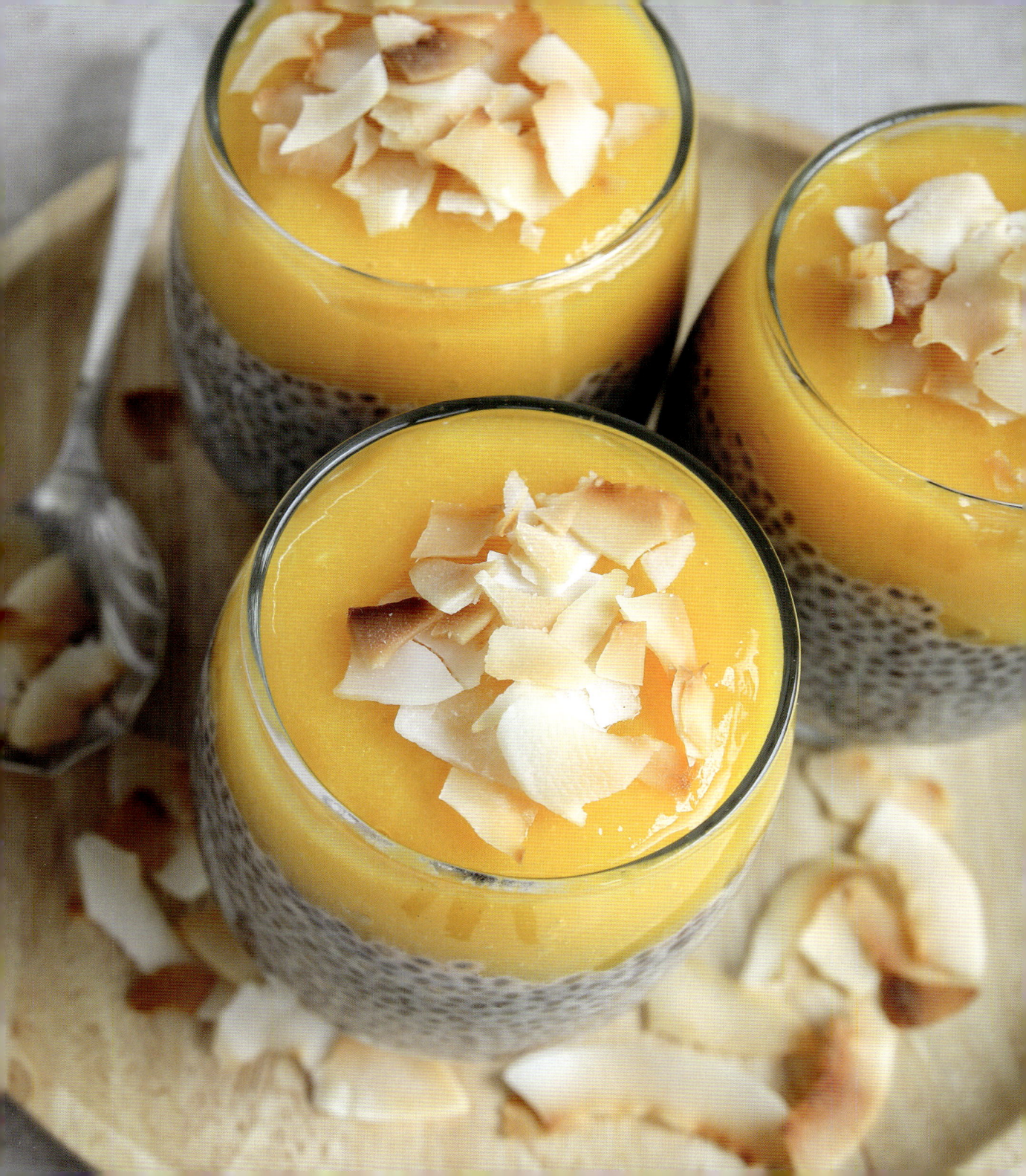

Griechischer Joghurt

mit Honig und Walnüssen

Für 4 Personen

600 g griechischer Joghurt
  (alternativ: 450 g Joghurt,
  3,5 % Fett plus 1 Becher
  Crème fraîche)
4 EL Honig
100 g Walnusskerne

Küchenzeit 15 Min.

1 Den **Joghurt** ggf. mit **Crème fraîche** gut miteinander verrühren und in vier Gläser geben.

2 Je **1 EL Honig** darüber träufeln. Falls der Honig zu fest ist, können Sie ihn im Wasserbad sanft erwärmen – nicht höher als 40 °C.

3 **Walnüsse** in einer beschichteten Pfanne ohne Fett bei mittlerer Hitze einige Minuten rösten, bis sie duften. Die Nüsse über das Dessert streuen und den Nachtisch sofort servieren.

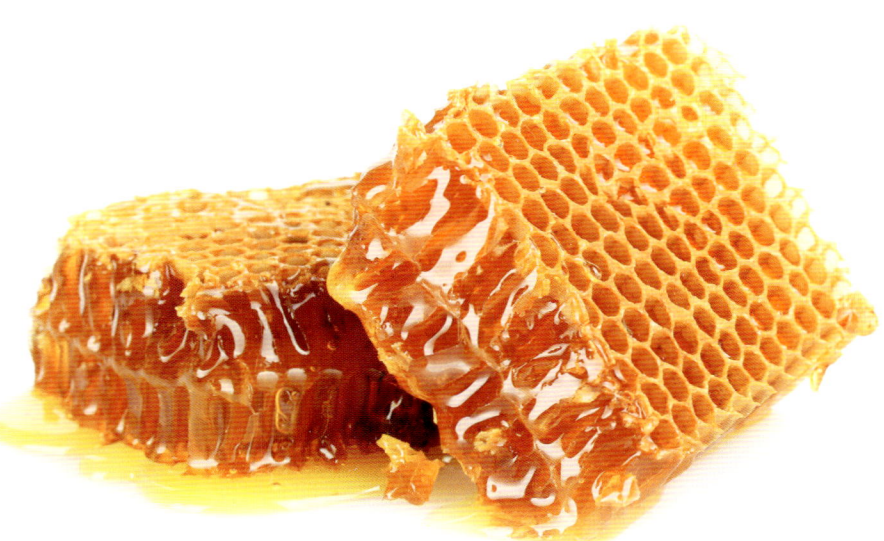

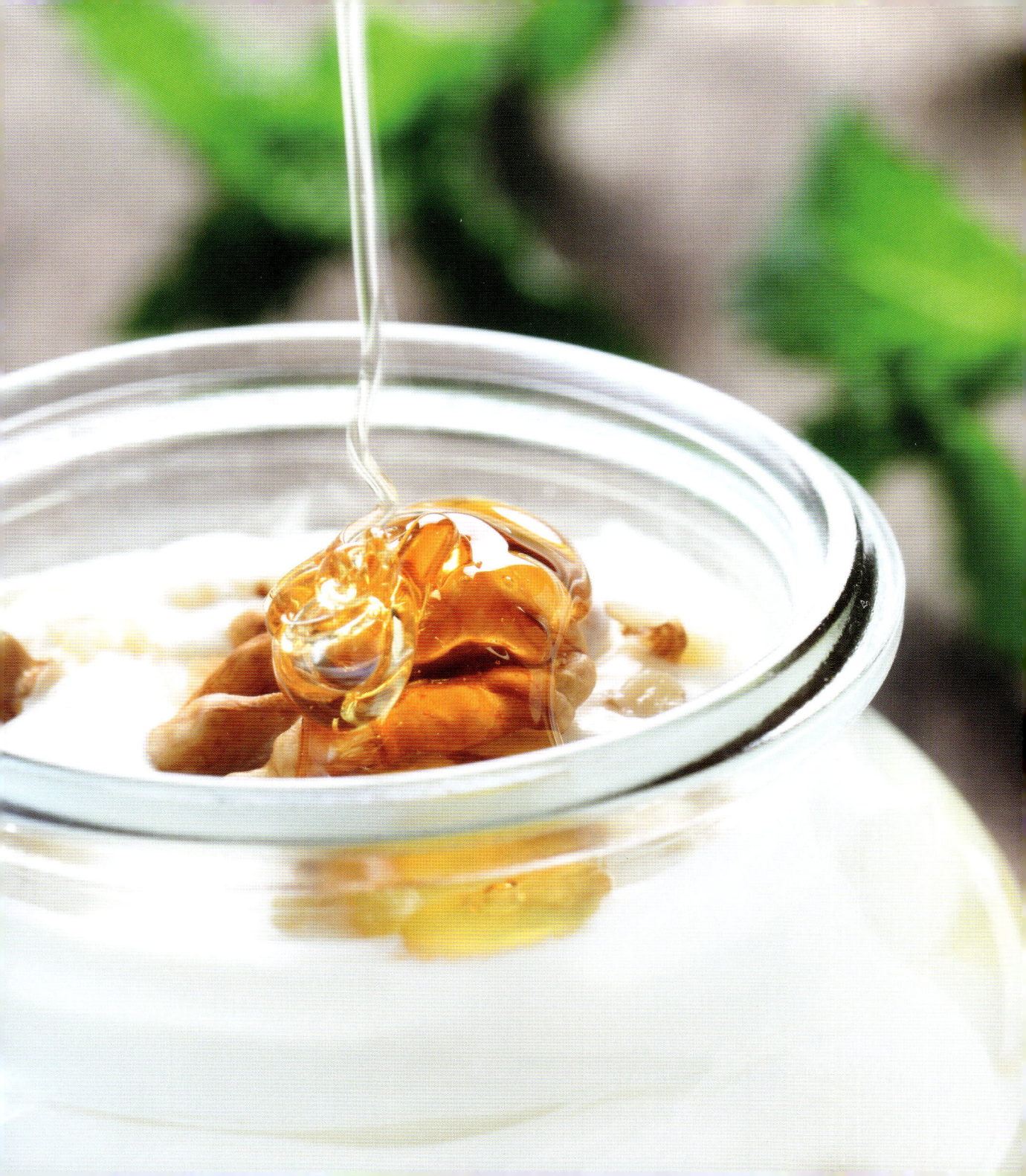

Milchreis

mit Honig und Zimt

Für 4 Personen

500 ml Kuhmilch oder
   Hafermilch
130 g Milchreis
1 – 2 EL Honig je nach
   Belieben
Zimtpulver

Küchenzeit 45 Min.

1 Die **Milch** mit dem **Reis** zum Kochen bringen, die Hitze reduzieren und ca. 20 – 30 Minuten bei milder Hitze simmern lassen, dabei ständig umrühren, damit der Milchreis nicht anbrennt.

2 Wenn der Milchreis fast fertig ist, ihn ohne Hitzezufuhr noch zehn Minuten mit geschlossenem Deckel ziehen lassen.

3 Den **Honig** unter den abgekühlten, aber noch warmen Reis rühren. Den Milchreis in Portionsschüsseln verteilen und mit **Zimt** bestäubt servieren.

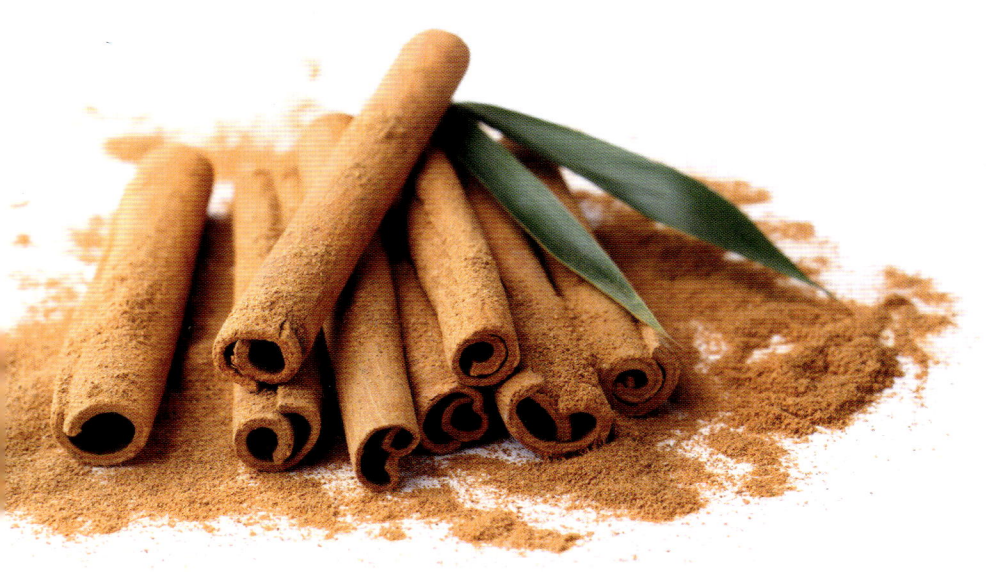

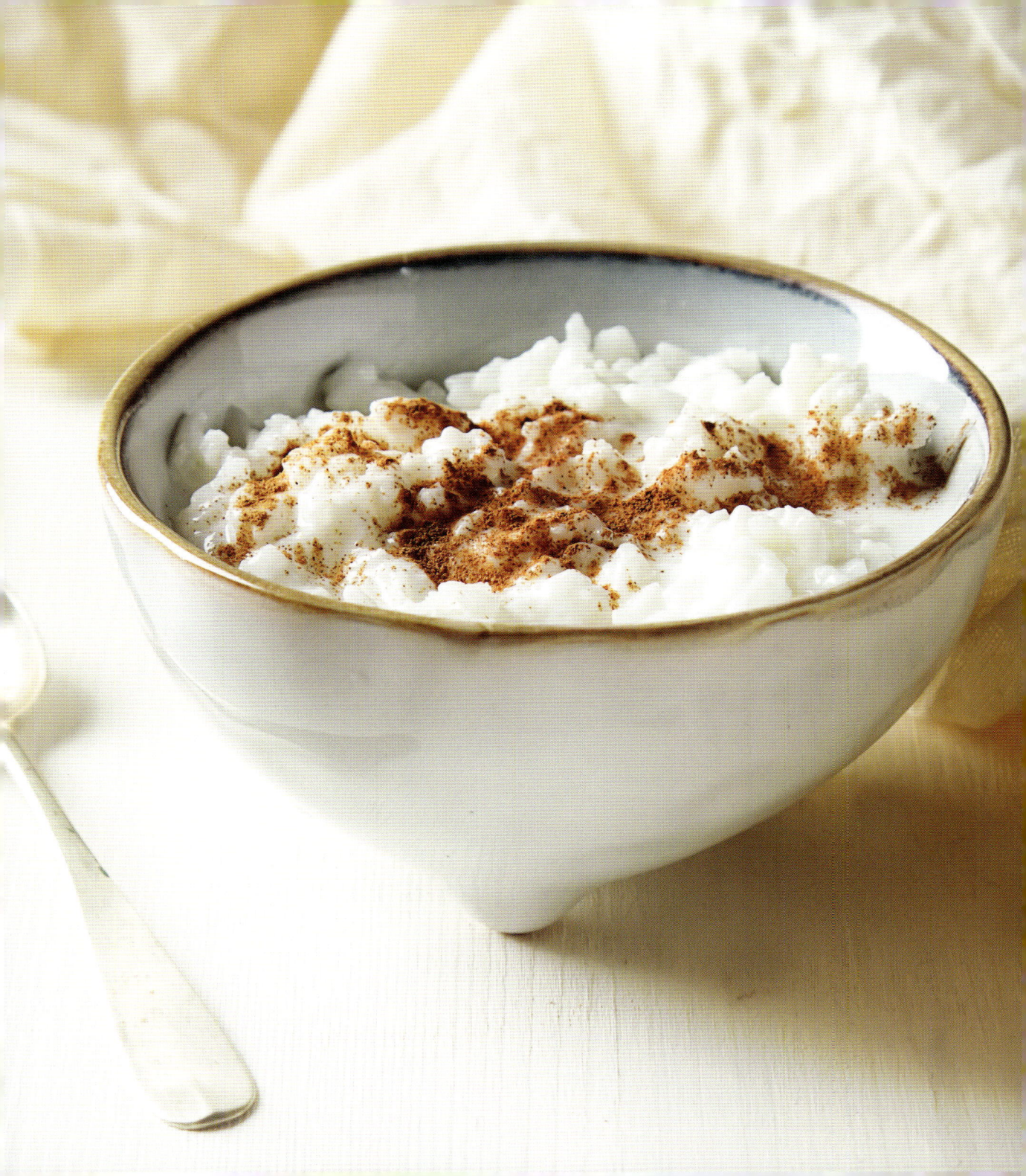

Energie-Schnitten

mit Kokos und Honig

Für ca. 600 Gramm

180 g Kokosmus
100 g Buchweizen,
  geschälte, ganze Körner (im
  Bioladen erhältlich)
80 g Honig
½ TL echte Vanille
½ TL Fleur de Sel
100 g Datteln
80 g Nüsse nach Wahl
  (z. B. Walnuss-, Cashewkerne
  oder Pistazien)
40 g Cranberrys oder
  Sauerkirschen, getrocknet
20 g Sesam
20 g Haferflocken

**Küchenzeit 25 Min.
plus Kühlzeit**

1 Das **Kokosmus** in einem Topf bei niedrigen Temperaturen erwärmen. Den **Buchweizen** in einer Pfanne ohne Fett etwas rösten und in das weiche Kokosmus geben. Den Topf vom Herd ziehen. **Honig, Vanille** und **Salz** dazu geben und alles gut vermischen.

2 **Datteln, Nüsse** und **Trockenfrüchte** mit dem Mixer oder Küchenmesser zerkleinern, mit **Sesam** und **Haferflocken** zur Kokos-Buchweizen-Mischung geben und alles gut miteinander verkneten.

3 Die Masse in eine flache Glasform drücken, abdecken und in den Kühlschrank stellen. Nach dem Erkalten in kleine Stücke schneiden.

4 Die Energie-Schnitten im Kühlschrank aufbewahren, da das Kokosmus bei Wärme wieder weich wird.

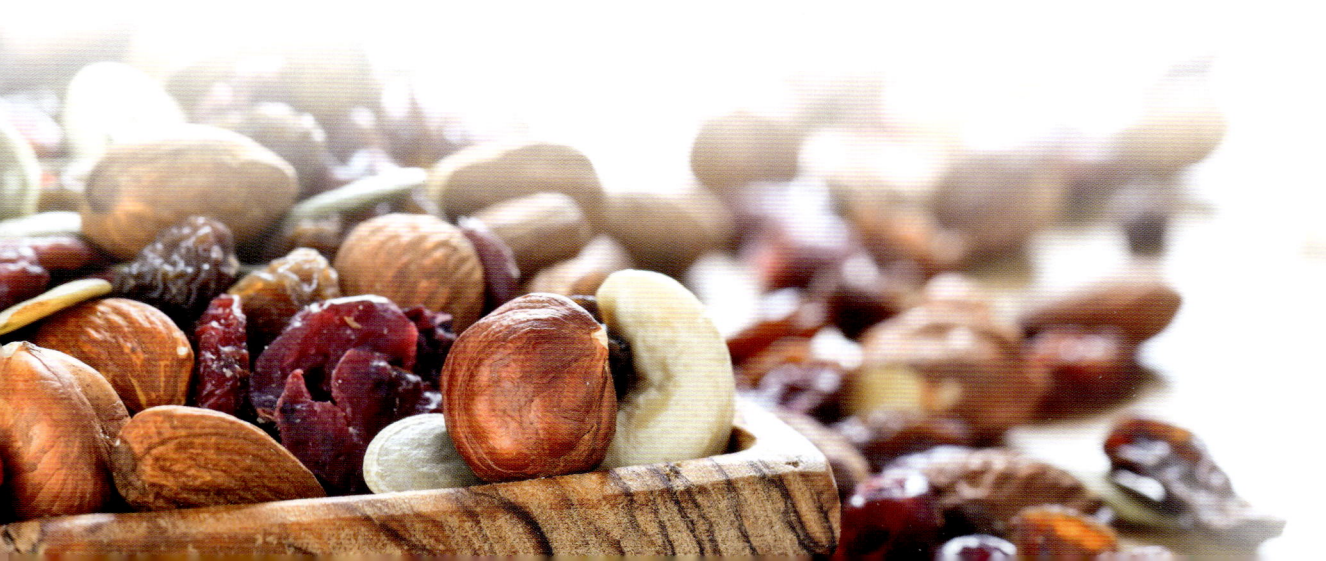

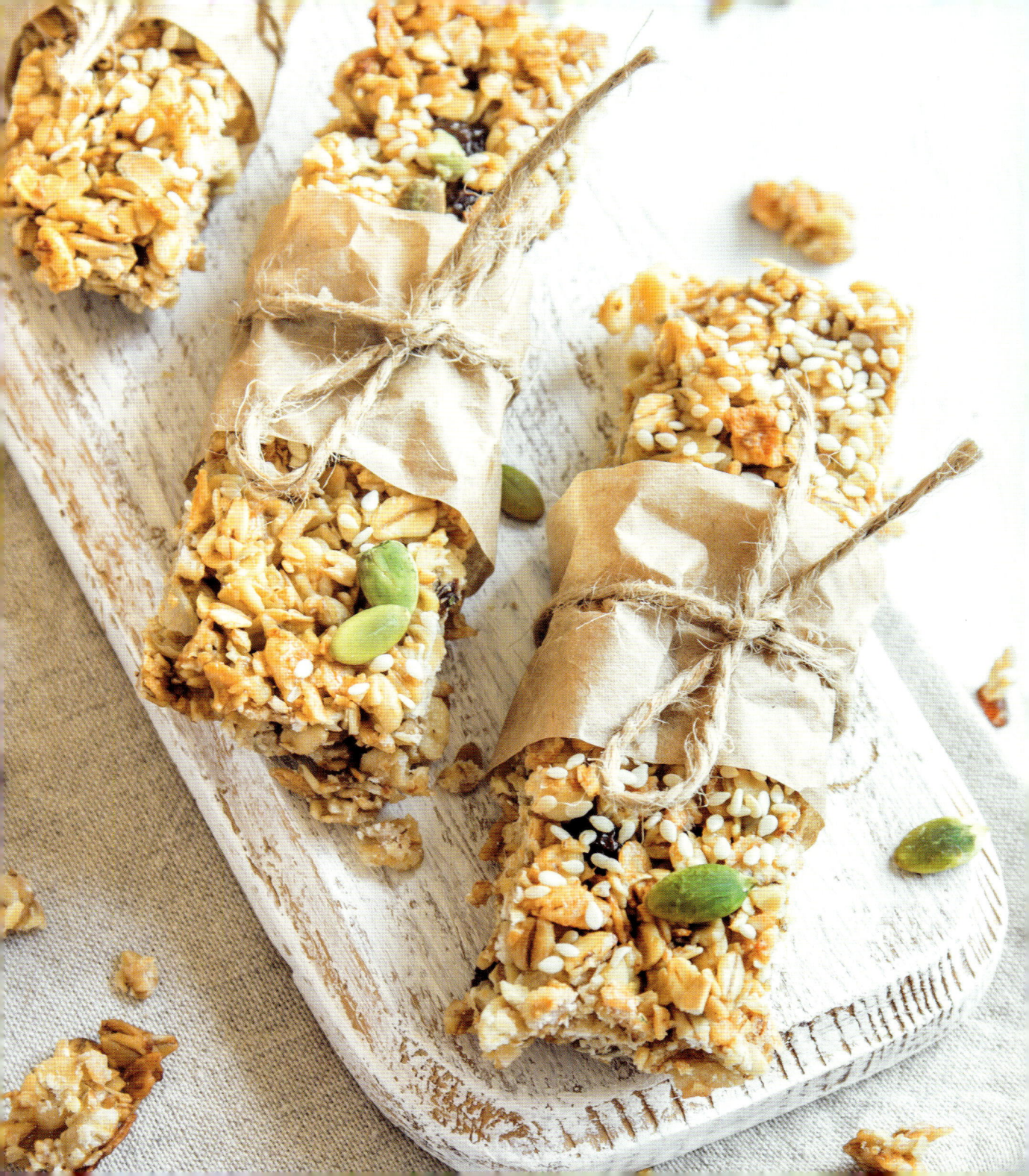

Obstsalat mit Honig-Sahne

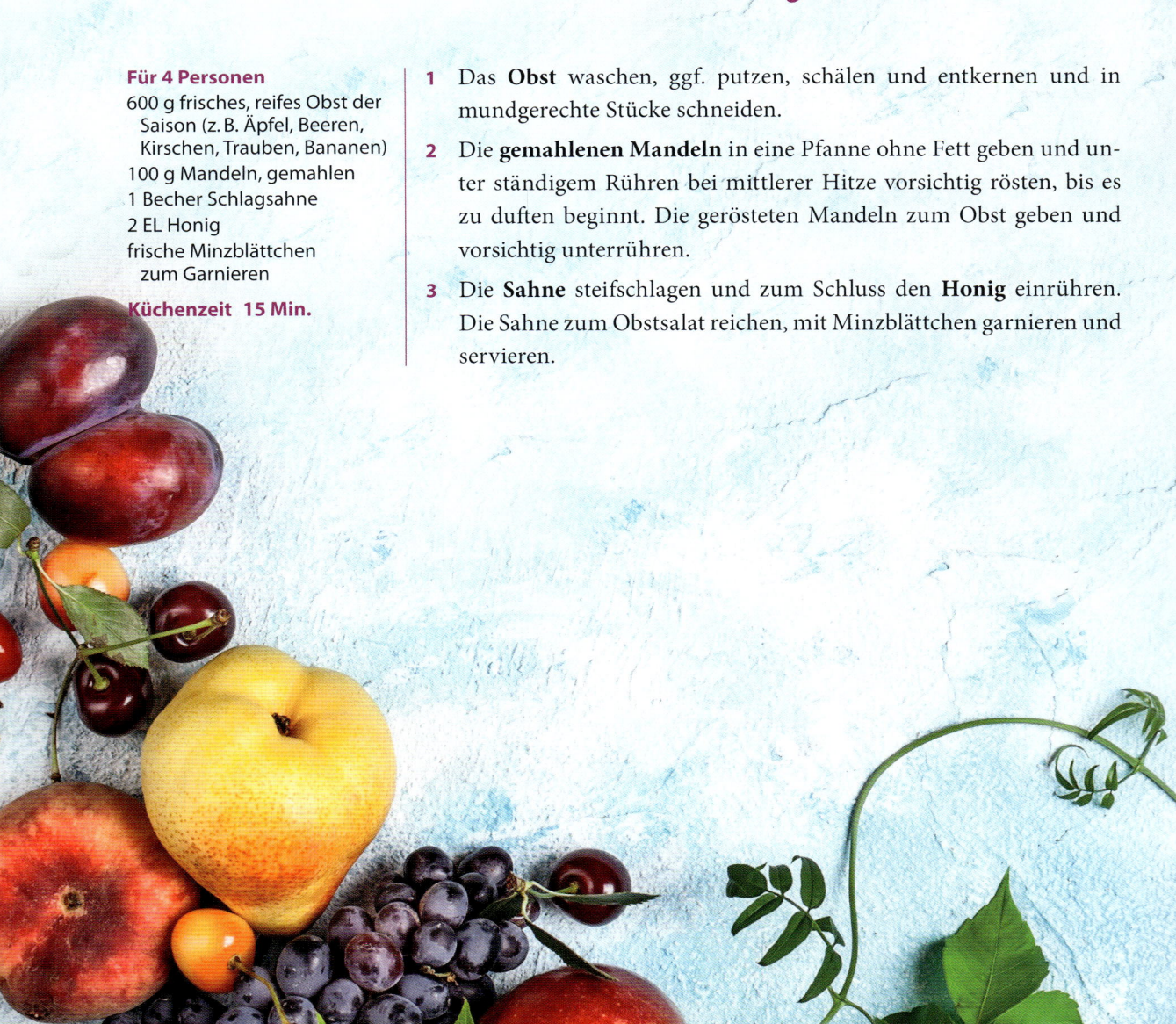

Für 4 Personen

600 g frisches, reifes Obst der
  Saison (z. B. Äpfel, Beeren,
  Kirschen, Trauben, Bananen)
100 g Mandeln, gemahlen
1 Becher Schlagsahne
2 EL Honig
frische Minzblättchen
  zum Garnieren

Küchenzeit 15 Min.

1   Das **Obst** waschen, ggf. putzen, schälen und entkernen und in mundgerechte Stücke schneiden.

2   Die **gemahlenen Mandeln** in eine Pfanne ohne Fett geben und unter ständigem Rühren bei mittlerer Hitze vorsichtig rösten, bis es zu duften beginnt. Die gerösteten Mandeln zum Obst geben und vorsichtig unterrühren.

3   Die **Sahne** steifschlagen und zum Schluss den **Honig** einrühren. Die Sahne zum Obstsalat reichen, mit Minzblättchen garnieren und servieren.

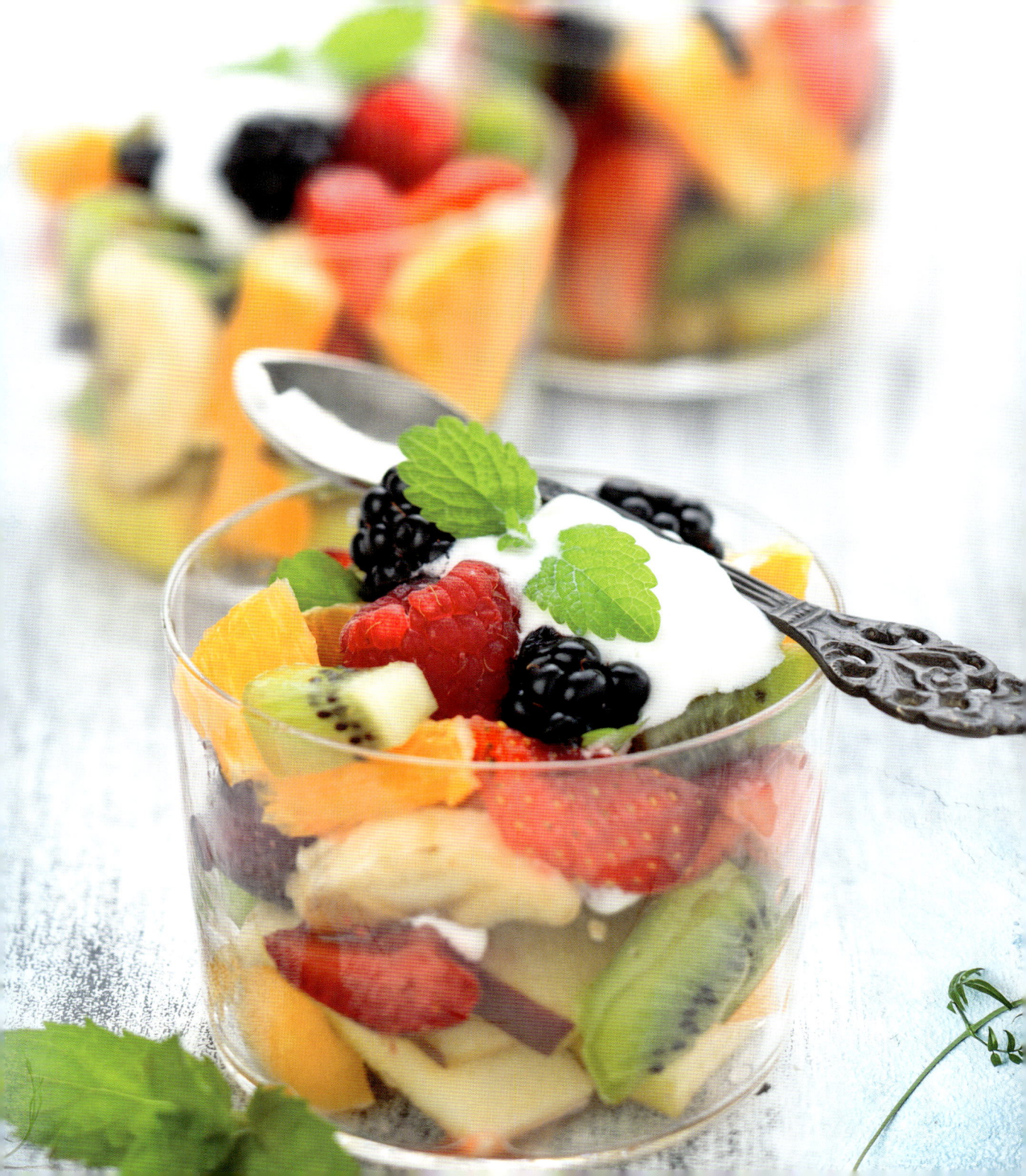

Honig-Nuss-Aufstrich

Für ca. 250 Gramm
150 g Butter
100 g Walnusskerne
2 EL Honig
1 TL abgeriebene
  Bio-Zitronenschale

**Küchenzeit 15 Min.
plus Wartezeit**

1 Die **Butter** bei Zimmertemperatur warm werden lassen, bis sie sehr weich ist.

2 Die **Walnüsse** fein vermahlen. Das Nussmehl in einer Pfanne ohne Fett bei mittlerer Hitze rösten, bis es anfängt zu duften.

3 Gemahlene Nüsse, **Honig** und **Zitronenschale** zur weichen Butter geben und alle Zutaten gründlich miteinander vermischen.

4 Den Aufstrich einige Stunden im Kühlschrank durchziehen lassen.

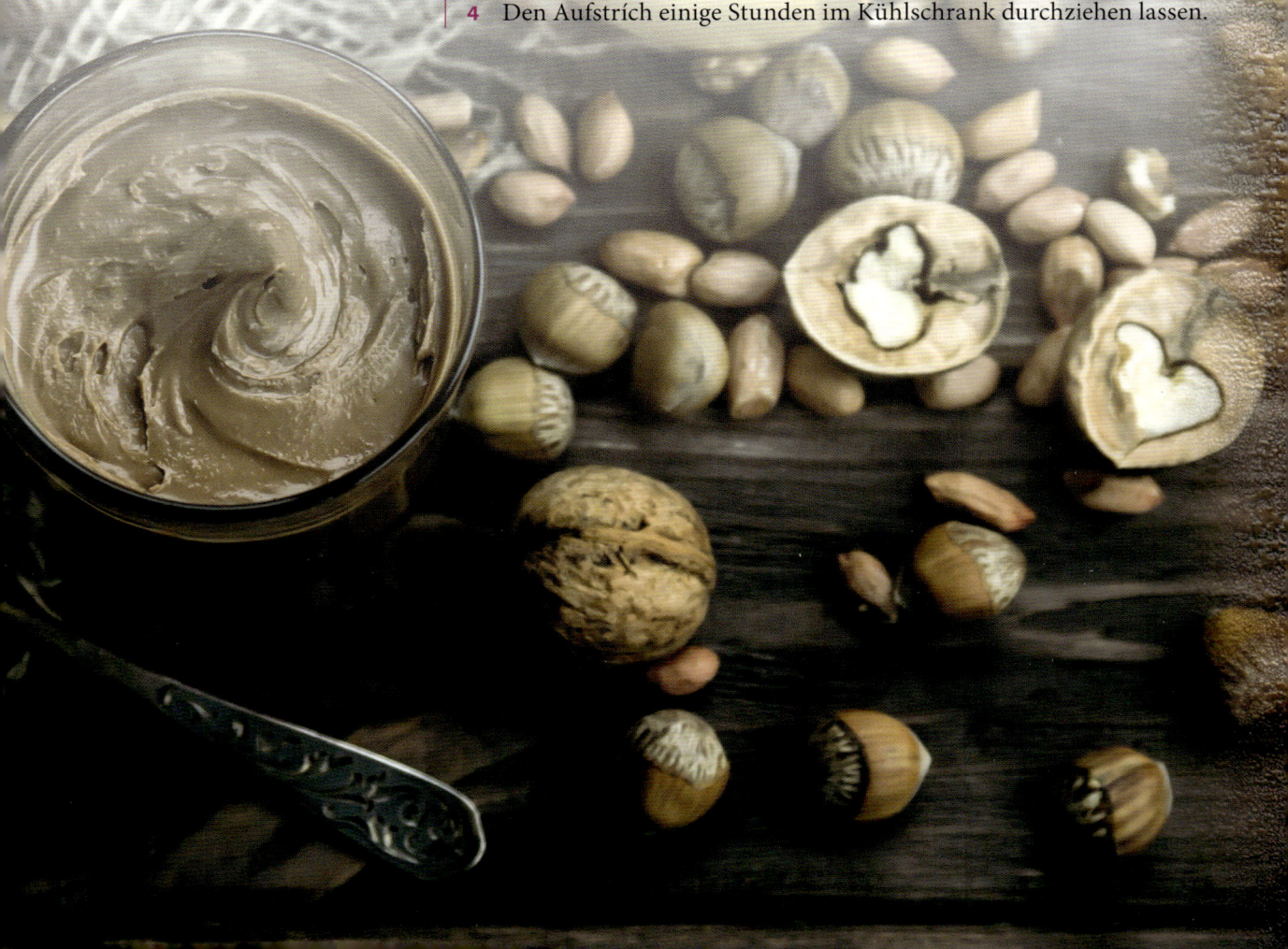

Mandel-Honig-Topping

Für 1 Glas (ca. 200 g)
100 g Mandeln
2 EL Honig
60 – 70 ml geröstetes
  Bio-Arganöl
1 Prise Meersalz

Küchenzeit 15 Min.

1 Fein gemahlene **Mandeln, Honig, Arganöl** und **Salz** in einen Mixer geben und gründlich miteinander verrühren. In ein dunkles Glas mit Schraubdeckel füllen und kühl stellen. Das Topping hält sich einige Tage im Kühlschrank.

2 Schmeckt sehr gut zu Müsli, Waffeln und Obstsalat und ist auch ein leckerer Brotaufstrich.

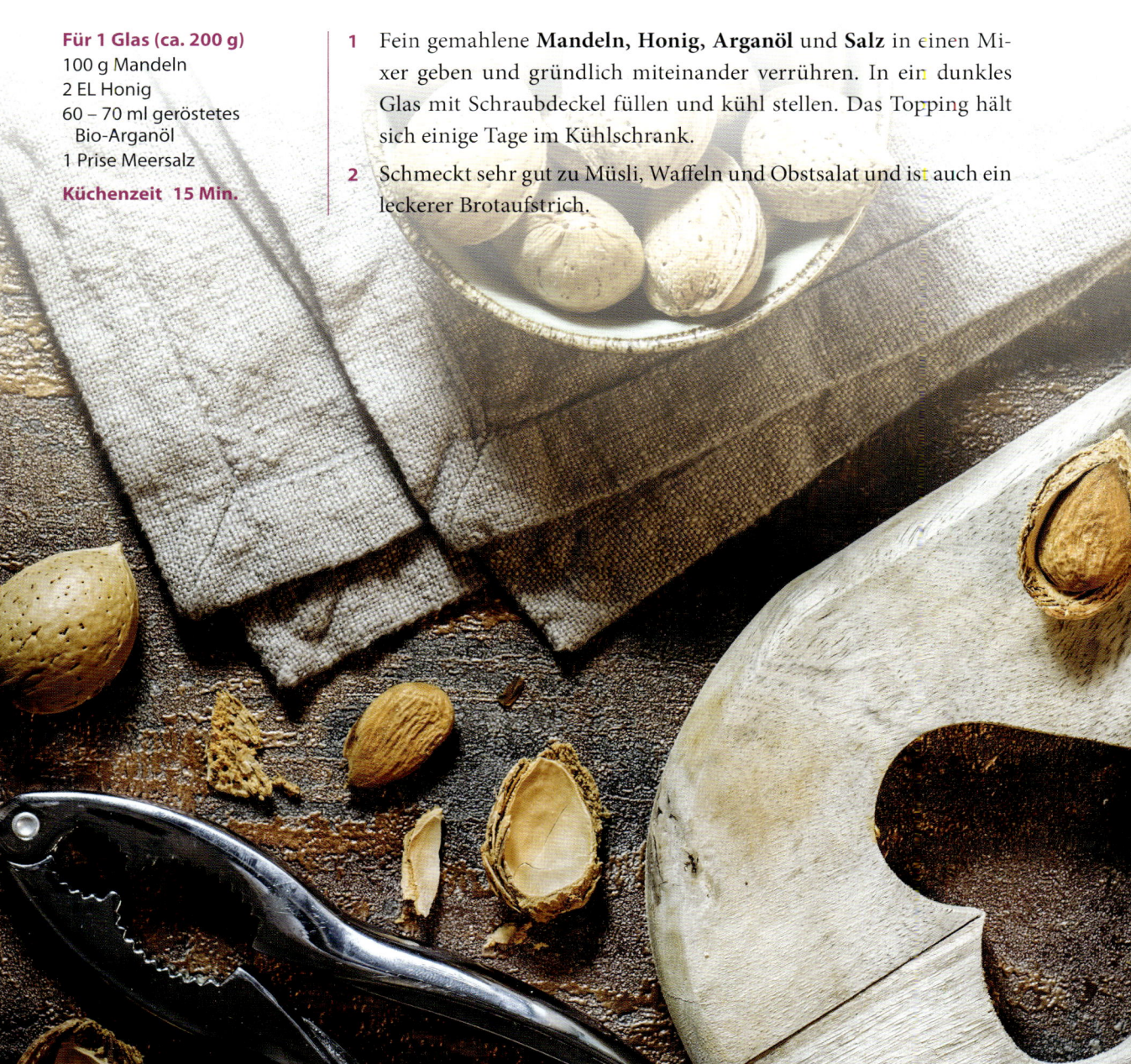

Warmes Sechs-Korn-Porridge

Für 2 Personen

6 EL Sechs-Korn-Getreide-
flocken (im Bioladen erhältlich)
Wasser nach Bedarf
2 Handvoll gemischtes Obst
der Saison, z. B. Apfel, Orange, Banane, Erdbeeren,
Himbeeren, Heidelbeeren
50 g Datteln, getrocknet
6 EL Sahne
1 EL Honig
30 g Chia-Samen
½ TL Kakao
1 Prise Vanille
50 g Mandeln

Küchenzeit 35 Min.

1 Die **Getreideflocken** in einen Topf geben und die Mischung mit Wasser bedecken. Die Flocken sollten etwa 2 – 3 cm hoch mit Wasser bedeckt sein. Das Getreide erhitzen, einmal kurz aufkochen lassen, die Herdplatte ausstellen, den Deckel auflegen und die Flocken ca. 8 bis 10 Minuten quellen lassen.

2 In der Zwischenzeit das frische **Obst** ggf. waschen, schälen, putzen und in mundgerechte Stücke teilen. Die **Datteln** ggf. entsteinen und grob zerkleinern.

3 **Datteln, Sahne, Honig, Chia-Samen, Kakao** und **Vanille** in die warme Getreidemischung geben und alles gut durchrühren.

4 Die **Mandeln** grob zerkleinern und zusammen mit dem in Stücke geschnittenen Obst über das Porridge geben.

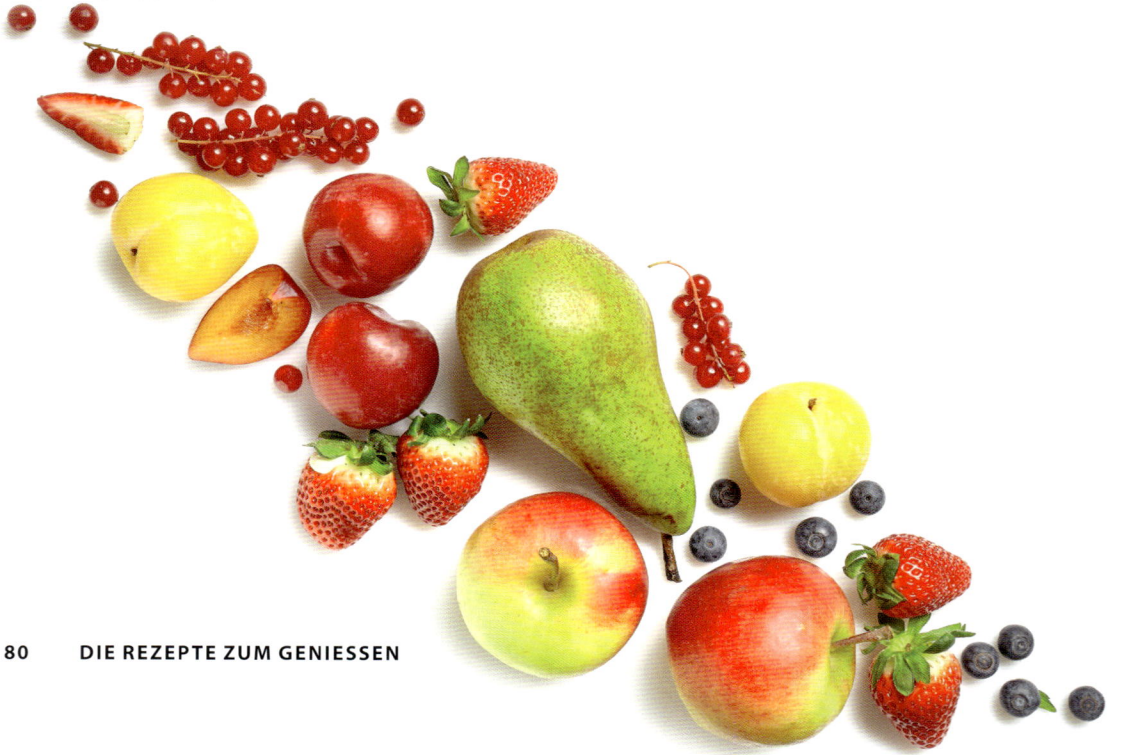

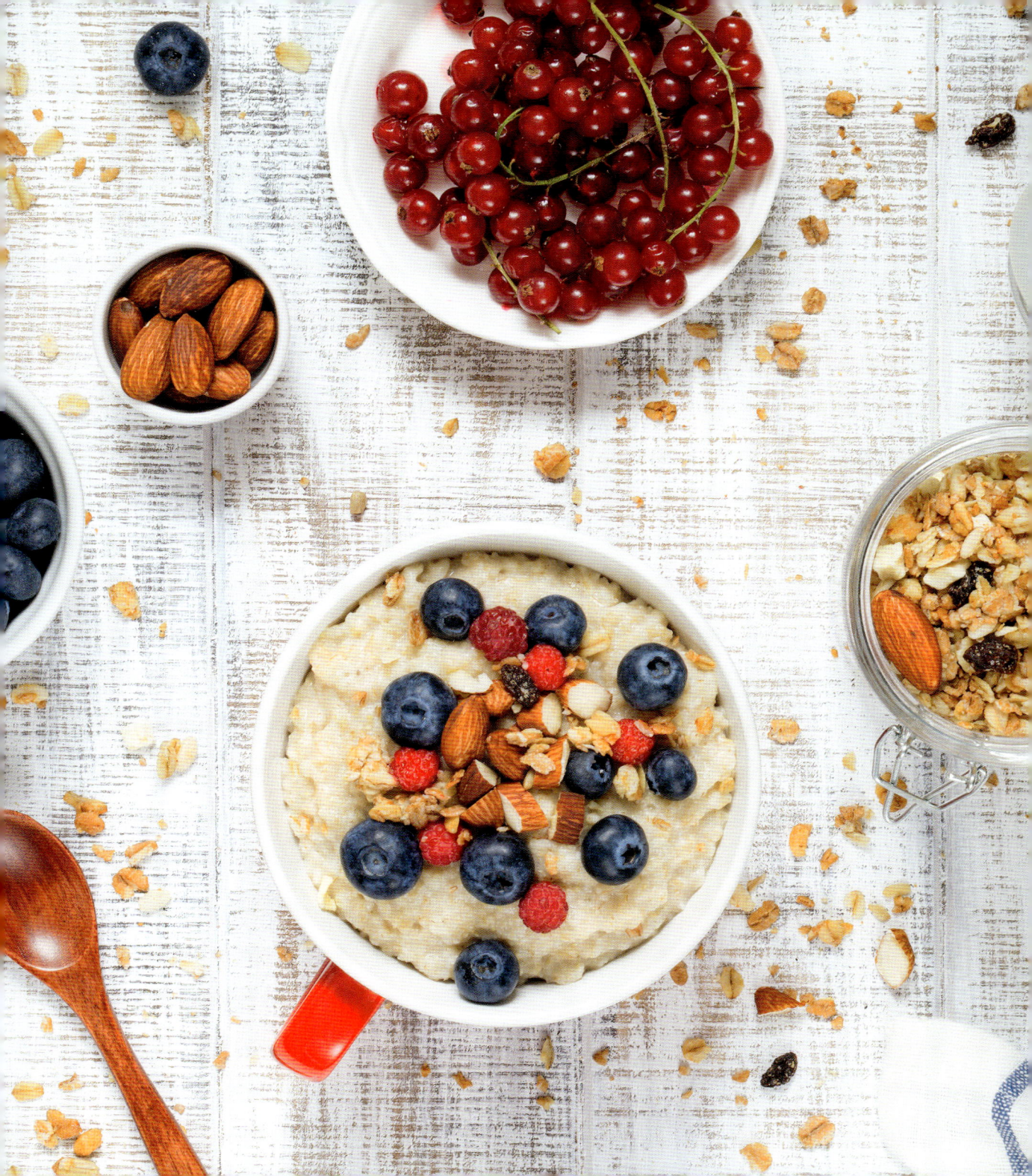

Himbeer-Parfait

Für ca. 1,2 kg Parfait

400 g Himbeeren, frisch
    oder tiefgefroren
4 frische Eigelb
1 Prise Vanille
100 g Honig
100 g Zucker
500 g Sahne
einige frische Minzblättchen

**Küchenzeit 35 Min.
plus Kühlzeit**

1   Die frischen oder aufgetauten **Früchte** mit dem Mixer pürieren. Das Fruchtmus durch ein feines Sieb streichen und die Kerne wegwerfen.

2   Die **Eigelbe** mit den Quirlen eines Handrührgeräts cremig aufschlagen. **Vanille, Honig** und **Zucker** zugeben und so lange rühren, bis eine dicke Masse entsteht. Dann das Fruchtmus unterrühren.

3   Die **Sahne** steif schlagen und unter die süße Eier-Frucht-Masse ziehen. Die Masse in eine Auflaufform füllen und über Nacht in den Gefrierschrank stellen.

4   Das Parfait eine Stunde vor dem Verzehr herausnehmen und im Kühlschrank antauen lassen. Dann in Schalen oder Gläser füllen, mit Minzblättchen garnieren und als Dessert genießen.

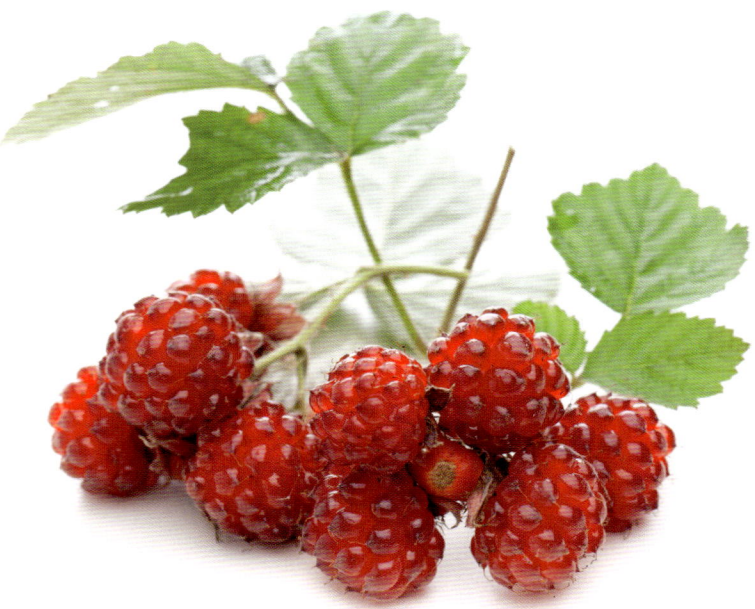

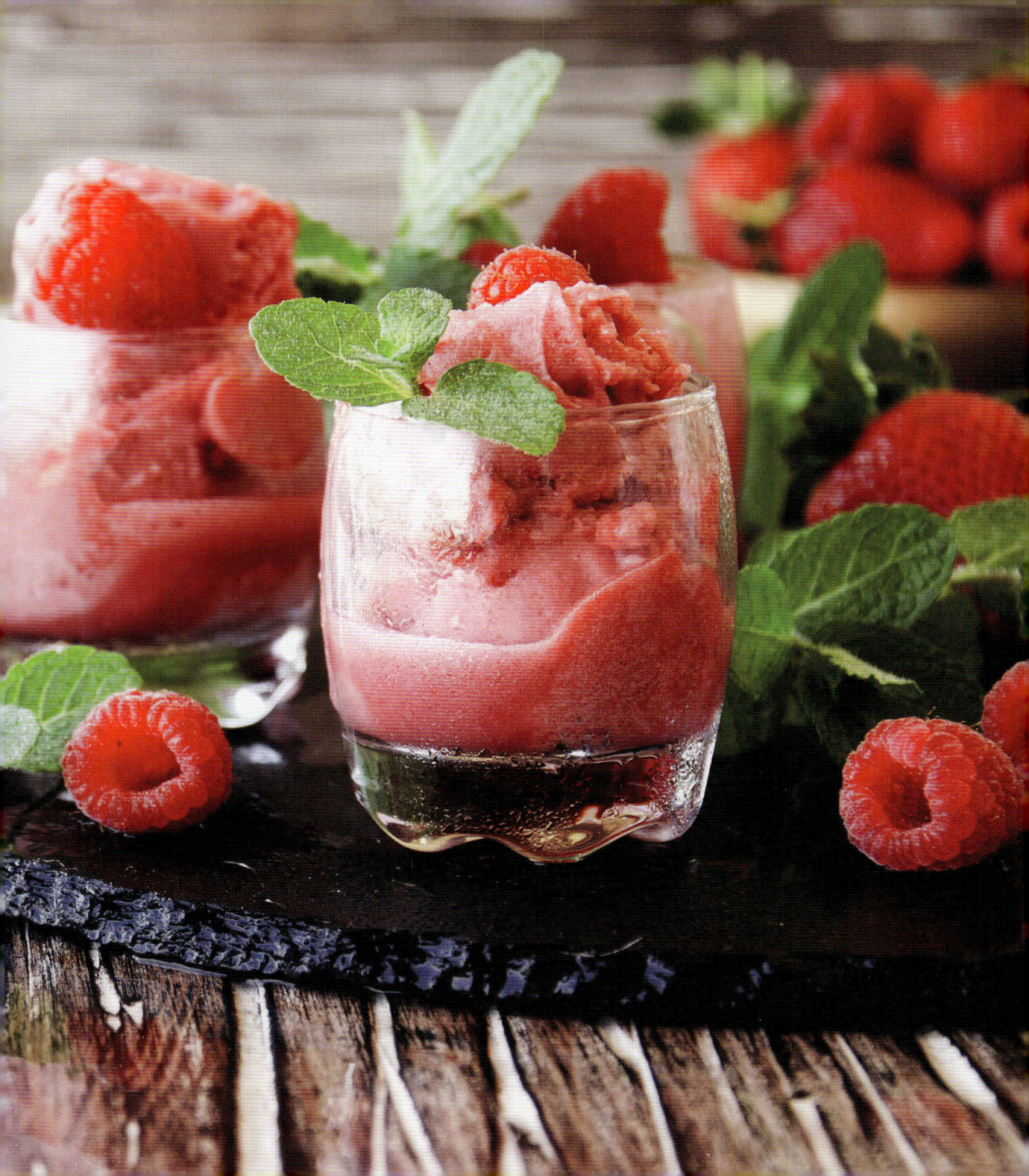

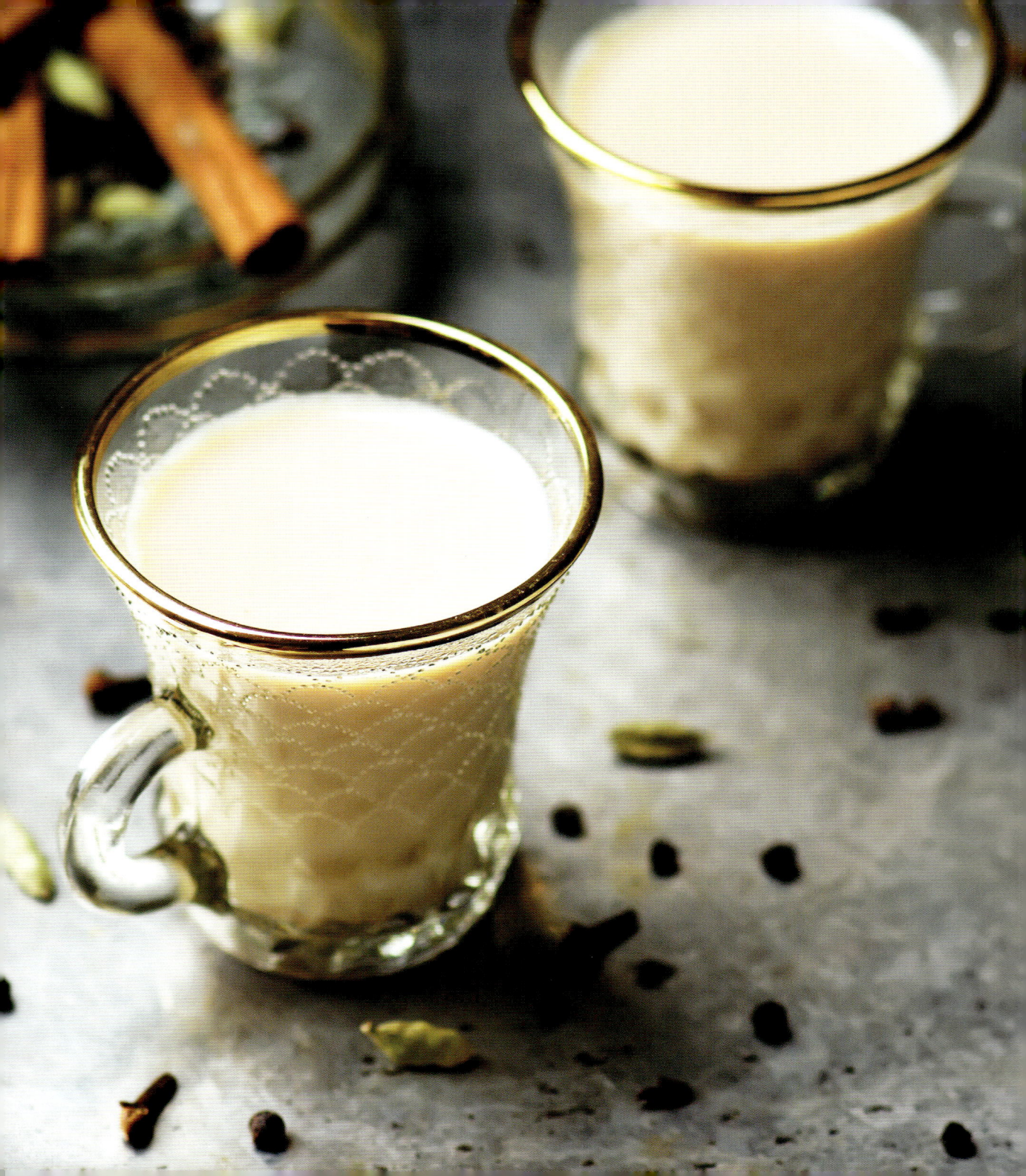

Schlummertrunk

Gewürzmilch mit Honig

Für 2 Tassen
1 Kardamomkapsel
300 ml Vollmilch
100 ml Wasser
1 kleines Stück Zimtstange
2 Safranfäden
1 Prise echte Vanille
½ TL Kurkuma
1 EL Honig

Küchenzeit 10 Min.

1 Die **Kardamomkapsel** in einem Mörser grob zerstoßen.

2 Die **Milch** mit **Wasser, Zimtstange, Safran, Vanille, Kurkuma** und Kardamom in einen Topf geben und einige Minuten kochen lassen. Dabei immer wieder umrühren, damit nichts anbrennt.

3 Die Milch durch ein feines Sieb gießen und etwas abkühlen lassen. Erst dann den **Honig** einrühren und genießen.

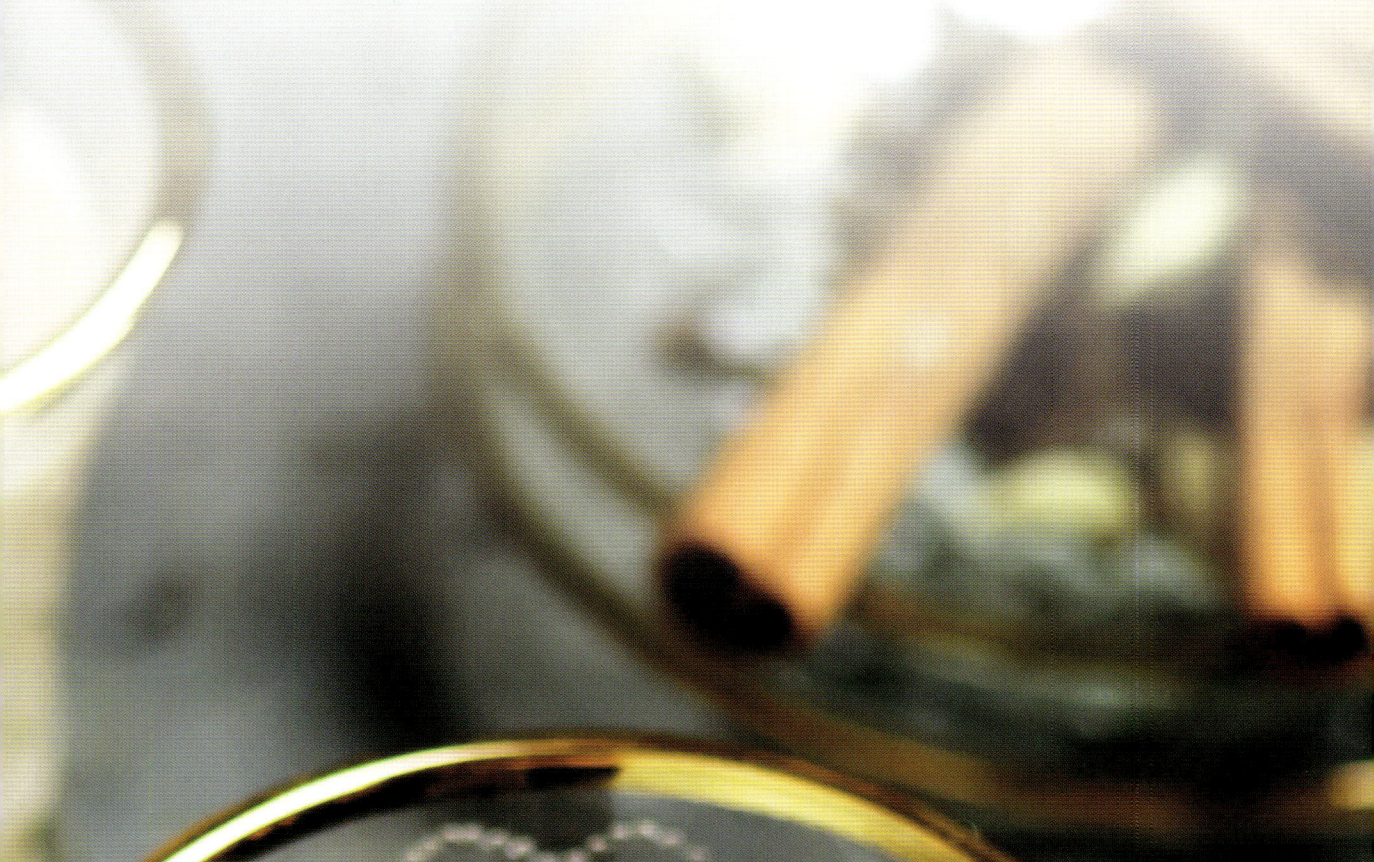

Softer Erdbeer-Smoothie

mit Manuka-Honig

Für 2 hohe Gläser

300 g frische Erdbeeren
1 reife Banane
500 ml Kuhmilch oder
 Hafermilch
1 EL Manuka-Honig
Mark von 1 Vanilleschote
frische Minzblättchen

Küchenzeit 10 Min.

1 Die **Erdbeeren** waschen und den Stielansatz abschneiden. Eine schöne Erdbeere für die Deko zurückbehalten. Die **Banane** schälen und grob zerteilen.

2 Früchte, **Milch** und **Honig** in einen Mixer geben. Die **Vanilleschote** aufschlitzen, das Mark herauskratzen und zu den restlichen Zutaten geben.

3 Alles im Mixer pürieren und den Erdbeer-Smoothie sofort servieren. Nach Belieben mit frischen Minzblättchen und der zurückbehaltenen Erdbeere garnieren.

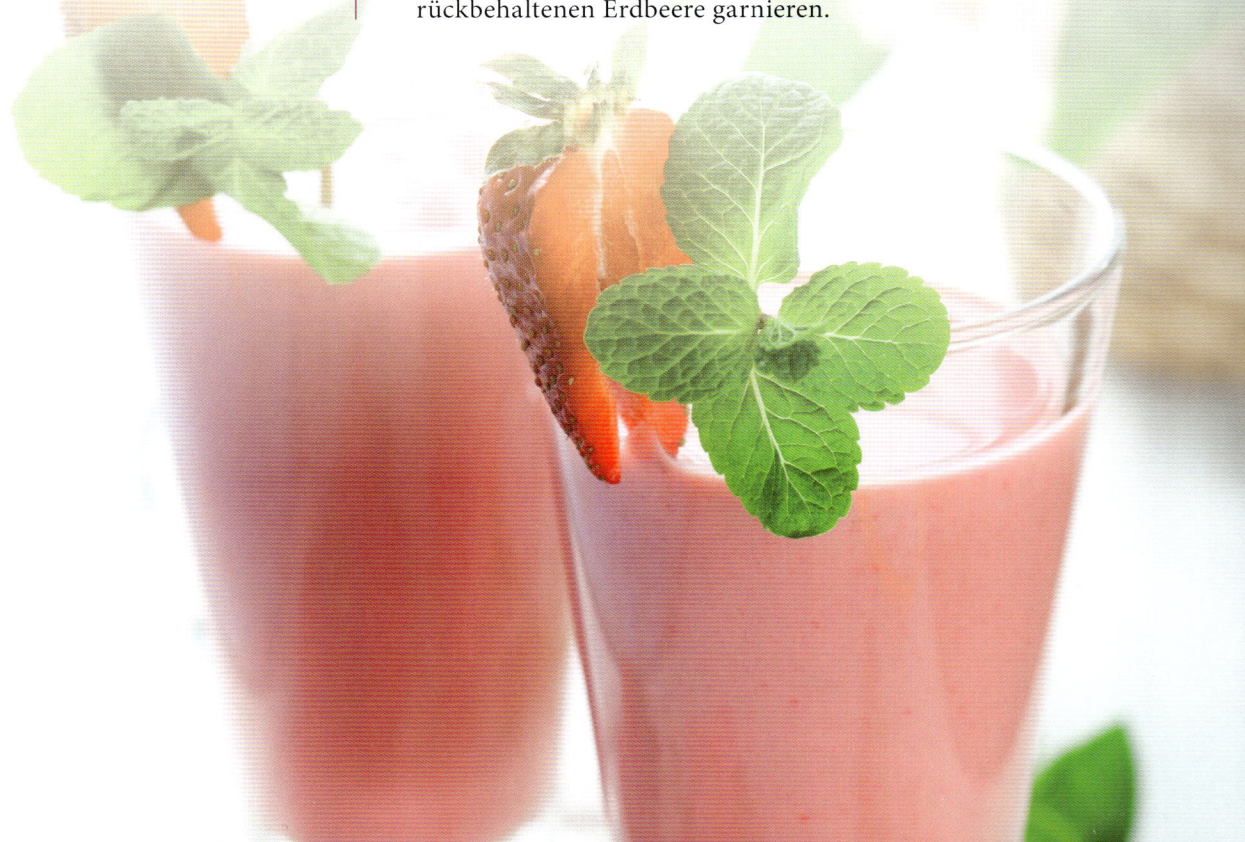

Ingwertee

mit Honig

Für 4 Tassen
1 walnussgroßes Stück Ingwer
1 Liter Wasser
Honig und Zitronensaft
   nach Geschmack

Küchenzeit 10 Min.

1. Den **Ingwer** schälen und in Scheiben schneiden. Das **Wasser** und den Ingwer in einen Topf geben und alles ca. 5 Minuten bei niedriger Temperatur köcheln lassen.

2. Den Ingwertee etwas abkühlen lassen. Erst dann mit **Honig** süßen und genießen.

3. Mit einem Spritzer **Zitronensaft** verfeinert schmeckt der Ingwertee erfrischend.

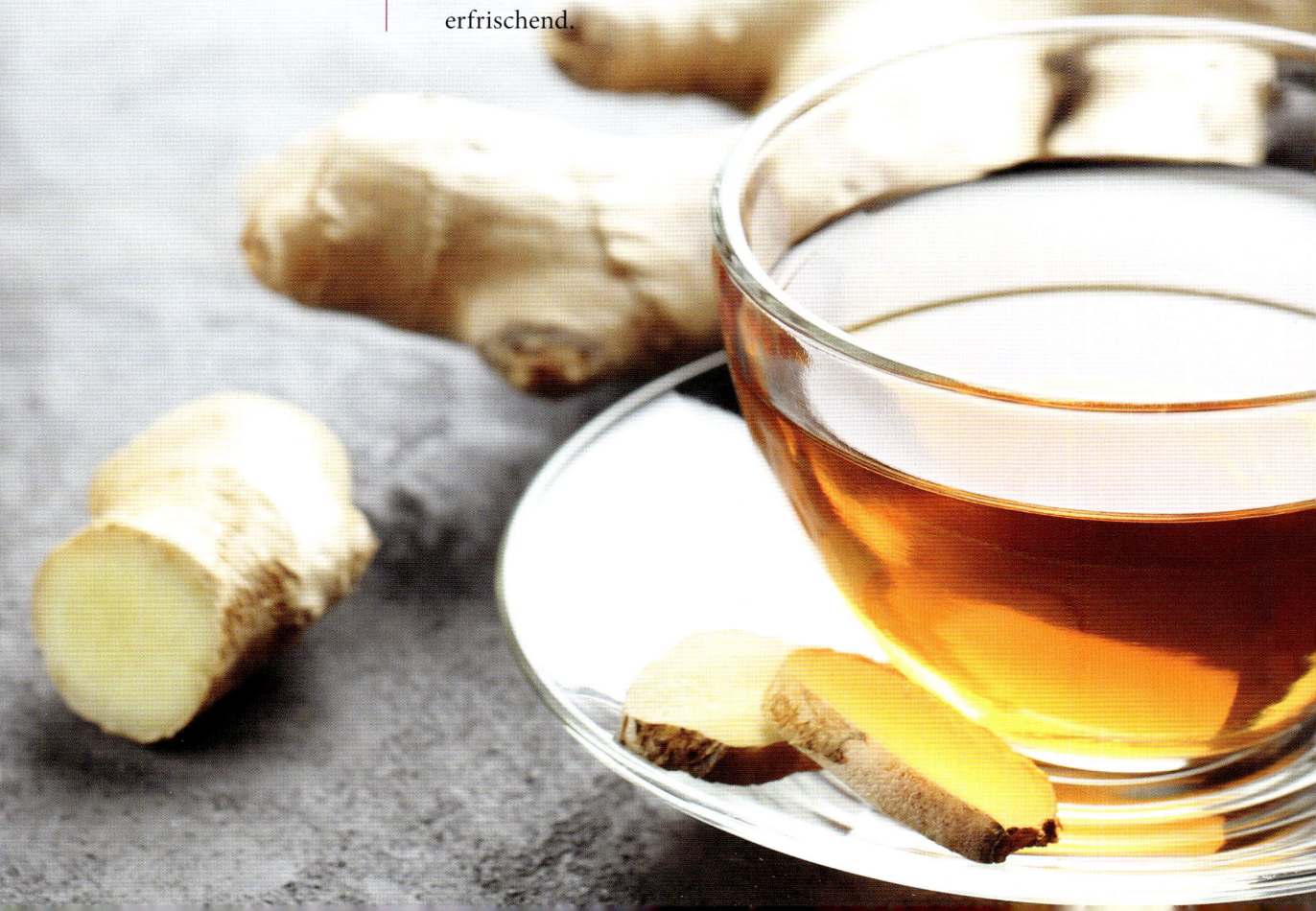

Rote-Bete-Carpaccio

mit Granatapfel und Honig-Dressing

Für 4 Personen

3 Rote Bete, etwa faustgroß
200 g gemischter grüner
　Blattsalat
1 roter, süß-saftiger Apfel
　(z. B. Topaz)
1 Orange
1 Karotte, z. B. Purple Dragon
½ Mango ohne Kern
1 reifer Granatapfel
50 g Walnusskerne,
　grob gehackt

Dressing

1 TL Honig
2 EL Balsamico-Essig
5 EL Olivenöl
Salz und Pfeffer

**Küchenzeit 1 Std. oder
　15 Min. bei fertig gegarter
　Roter Bete**

1　Die **Rote Bete** mit Schale ca. 45 Minuten in Wasser kochen. Wenn man mit einem Messer leicht einstechen kann, sind sie gar. Dann das Gemüse im Waschbecken abschütten und die Rote Bete etwas abkühlen lassen. Die Haut lässt sich jetzt leicht entfernen – am besten Handschuhe tragen, Rote Bete färben stark. Alternativ gibt es fertig gegarte Rote Bete zu kaufen.

2　**Blattsalat** waschen, trocken schleudern und je eine Portion auf jedem Teller arrangieren. Die **Rote Bete** in dünne Scheiben schneiden und mit einem Plätzchenausstecher Motive ausstechen. Auf dem Salat abwechselnd mit **Apfelschnitzen** (nach Belieben ausgestanzte Motive) und halben Scheiben einer geschälten **Orange** dekorieren.

3　Karotte waschen, putzen und in dünne Scheiben schneiden. Über den Salat streuen.

4　Die Mango schälen und das Fruchtfleisch in dünne Scheiben schneiden. Ebenfalls Motive ausstechen und über den Salat geben.

5　Den **Granatapfel** auf der Küchenablage mit Druck rollen und dann halbieren. Die Kerne herausklopfen und ebenfalls über den Salat streuen.

6　Die **Zutaten für das Dressing** gründlich verrühren, über den Salat geben und alles eine halbe Stunde ziehen lassen. Walnüsse grob hacken und über den Salat streuen.

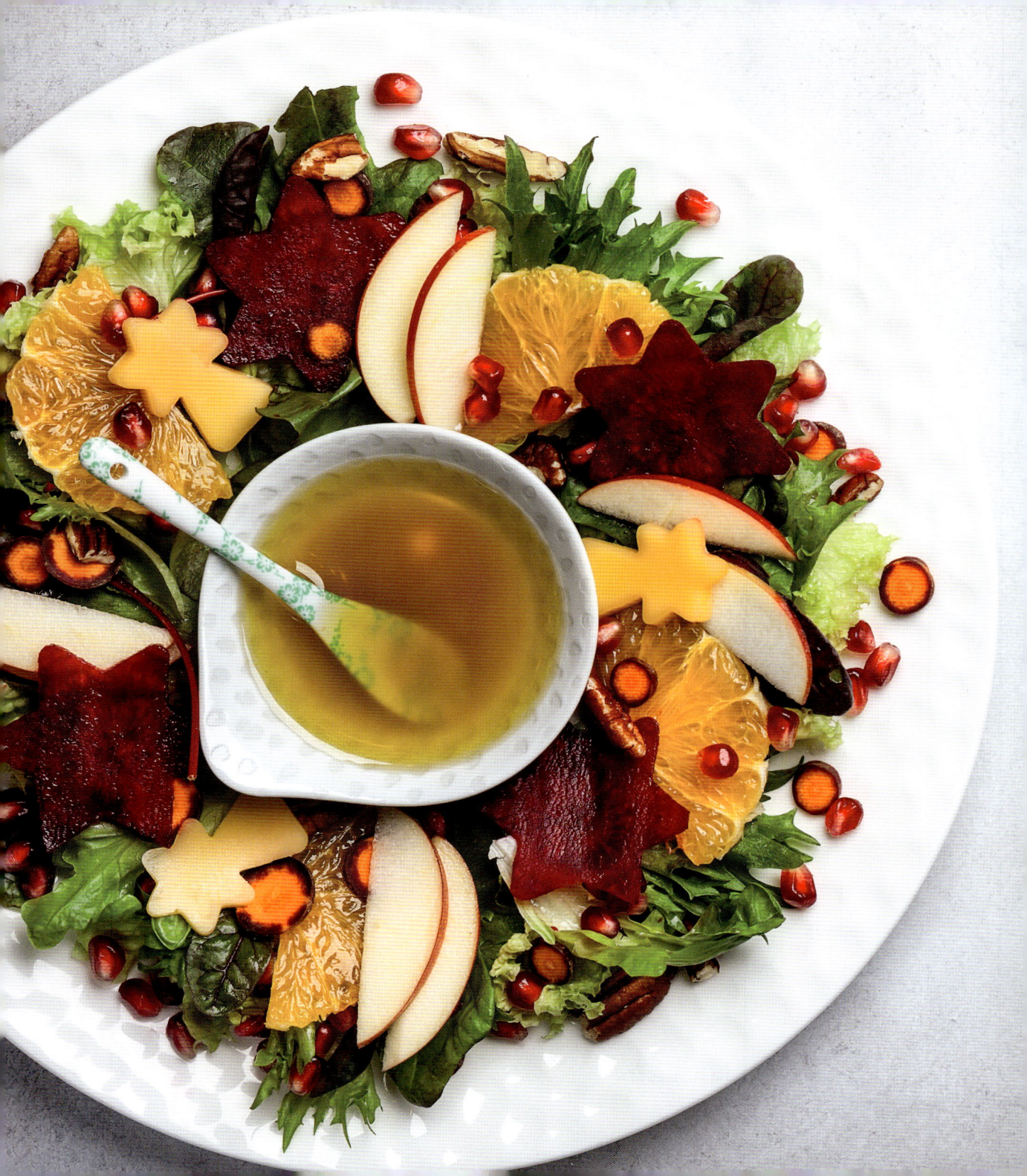

Pochierte Birnen

mit Käsecreme

Für 4 Personen
2 Birnen
300 ml Weißwein
300 ml Quittensaft
½ Zimtstange
3 EL Zitronensaft

Käsecreme
50 g Doppelrahmfrischkäse
50 g Blauschimmelkäse,
    z. B. Gorgonzola
Salz und Pfeffer

2 Handvoll Walnusshälften
2 TL Honig

Küchenzeit 30 Min.

1   Die **Birnen** waschen, schälen, halbieren und das Kerngehäuse vorsichtig herausschneiden. **Weißwein** und **Quittensaft** mit **Zimt und Zitronensaft** zum Kochen bringen, die Birnenhälften einlegen und die Temperatur reduzieren.

2   Die Birnen je nach Reife zwischen 10 und 15 Minuten in der heißen Flüssigkeit ziehen lassen (sie sollen nicht zerfallen). Dann herausnehmen und abtropfen lassen.

3   **Frischkäse, Blauschimmelkäse, Salz** und **Pfeffer** mit einer Gabel zerdrücken und alles gut miteinander vermischen. Abschmecken.

4   Die **Walnusshälften** in einer Pfanne ohne Fett leicht rösten, den **Honig** darüberträufeln und die Nüsse in der Pfanne schwenken.

5   Den Grill des Backofens auf 200 °C vorheizen.

6   Die Birnenhälften in Pfännchen setzen und mit der Käsecreme portionsweise füllen. Die karamellisierten Walnüsse darauf geben und für ca. 3 Minuten gratinieren.

7   Dazu passt ein grüner Salat und Baguette.

Tipp   Wer mag, kann die Honigmenge auch etwas erhöhen und den Rest zusammen mit den Birnenhälften in die Pfännchen geben.

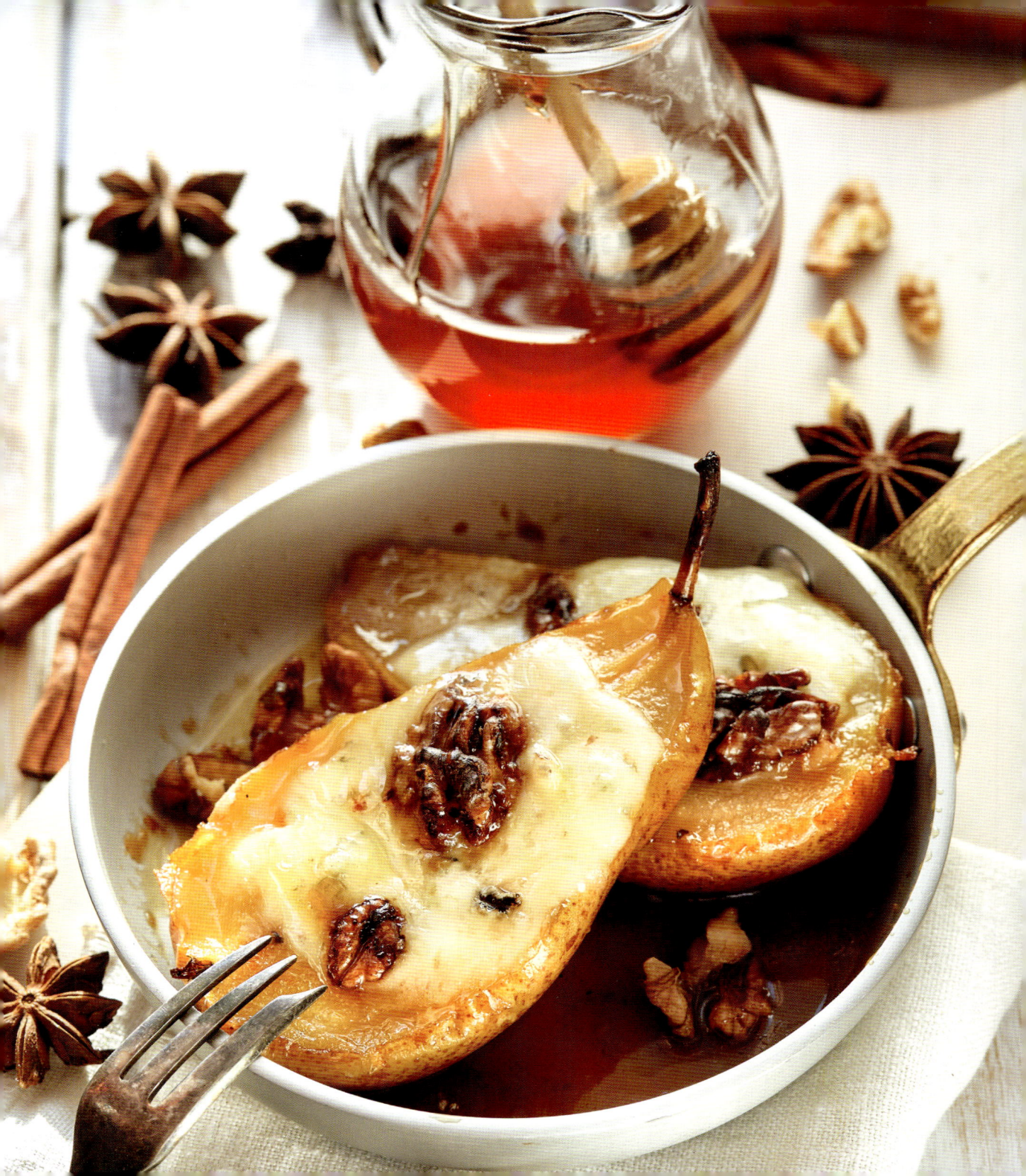

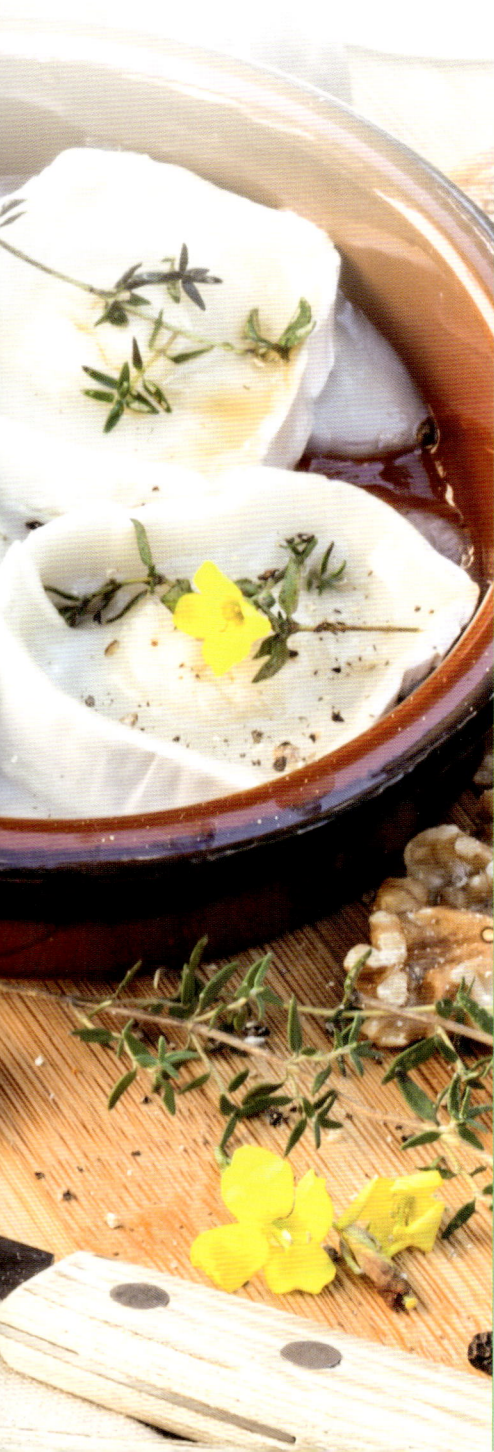

Gratinierter Ziegenkäse

mit Honig-Walnuss-Dressing

Für 4 Personen
1 Bund Rucola oder
   100 g Feldsalat
einige Blätter Radicchio
1 reife Avocado
4 kleine Ziegenfrischkäse
   (ca. 80 Gramm, Natur oder
   mit Kräutern verfeinert)
2 EL Olivenöl
50 g Walnüsse

Dressing
2 TL Honig
3 EL Balsamico-Essig
6 EL Olivenöl
etwas Thymian, frisch
   oder getrocknet
Salz und Pfeffer

Küchenzeit 20 Min.

1 Den **Salat** waschen, trockentupfen und in mundgerechte Stücke zupfen. Die **Avocado** schälen, den Stein entfernen und das Fruchtfleisch in Stücke schneiden. Den Blattsalat und die Avocadostücke auf vier Tellern anrichten.

2 Den **Ziegenkäse** in eine gebutterte, ofenfeste Form setzen und das **Olivenöl** darüber träufeln. Den Käse unter dem Backofengrill einige Minuten gratinieren. Er sollte nicht zerlaufen.

3 Währenddessen die **Zutaten für das Dressing** miteinander verrühren und abschmecken.

4 Den Ziegenkäse aufs Salatbett setzen und das Dressing darüber träufeln. Die Walnüsse grob hacken und zum Schluss darüber streuen.

Senf-Honig-Dip

Für ca. 100 g

1 Bund Dill
8 EL Olivenöl
3 EL Weißweinessig
2 EL Crème fraîche
1 TL Honig
2 TL körniger, süßer Senf
Pfeffer und Salz nach
 Geschmack

Küchenzeit 10 Min.

1 Den **Dill** waschen, trockenschütteln und fein hacken. **Olivenöl, Weißweinessig, Crème fraîche, Honig, Senf** sowie **Pfeffer** und **Salz** in ein Gefäß geben und alle Zutaten kräftig miteinander verrühren.

2 Der Dip passt besonders gut zu Rohkost-Salaten aller Art, zu Gegrilltem und Räucherlachs.

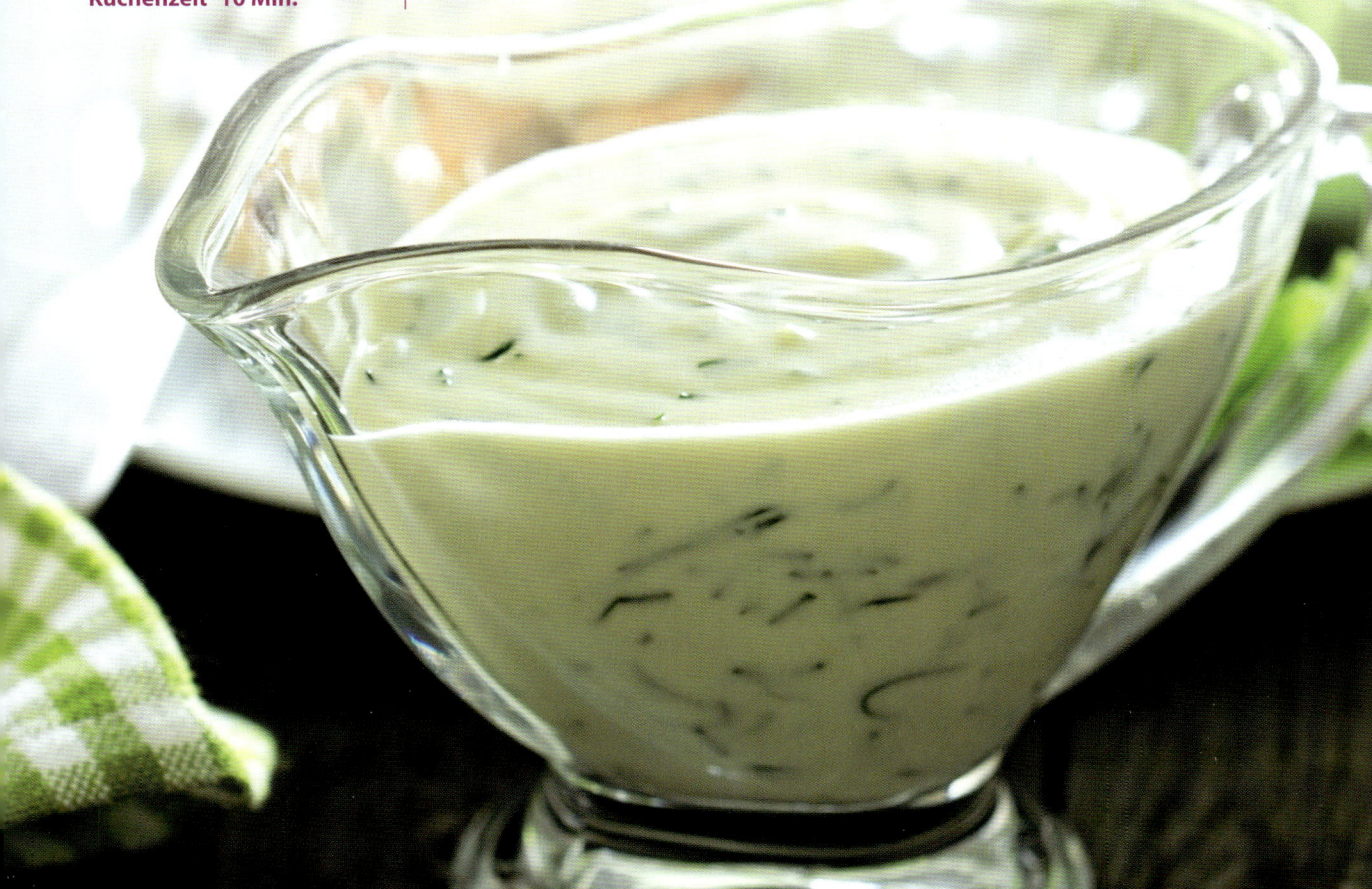

Apfel-Fenchel-Salat

mit Honig-Dressing

Für 4 Personen
2 Fenchelknollen mit Grün
2 saftig-süße Äpfel (z. B. Topaz)
1 Orange
1 EL Kürbiskerne

Dressing
2 EL Olivenöl
Saft von 1 Zitrone
1 EL Honig

Küchenzeit 15 Min.

1   Die **Fenchelknollen** waschen und braune Stellen vom äußeren Blatttrieb entfernen. Das fedrige Grün abschneiden und für später zur Seite legen. Das feste Ende wegschneiden, die Knolle halbieren und den festen Struck in der Mitte keilförmig herausschneiden. Den Fenchel mit einem scharfen Küchenmesser in dünne Scheiben schneiden.

2   Die **Äpfel** waschen, halbieren, Kerngehäuse entfernen und das Fruchtfleisch in dünne Scheiben schneiden. Die **Orange** schälen und filetieren.

3   Den Fenchel abwechselnd mit Apfel und Orange auf einem Teller anrichten. Die **Kürbiskerne** und das klein geschnittene **Fenchelgrün** darauf verteilen.

4   Für das Dressing **Olivenöl**, **Zitronensaft** und **Honig** mischen und gut miteinander verrühren. Über den Salat träufeln und alles eine halbe Stunde ziehen lassen.

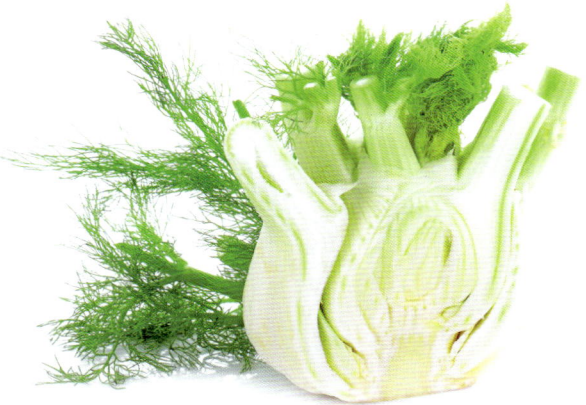

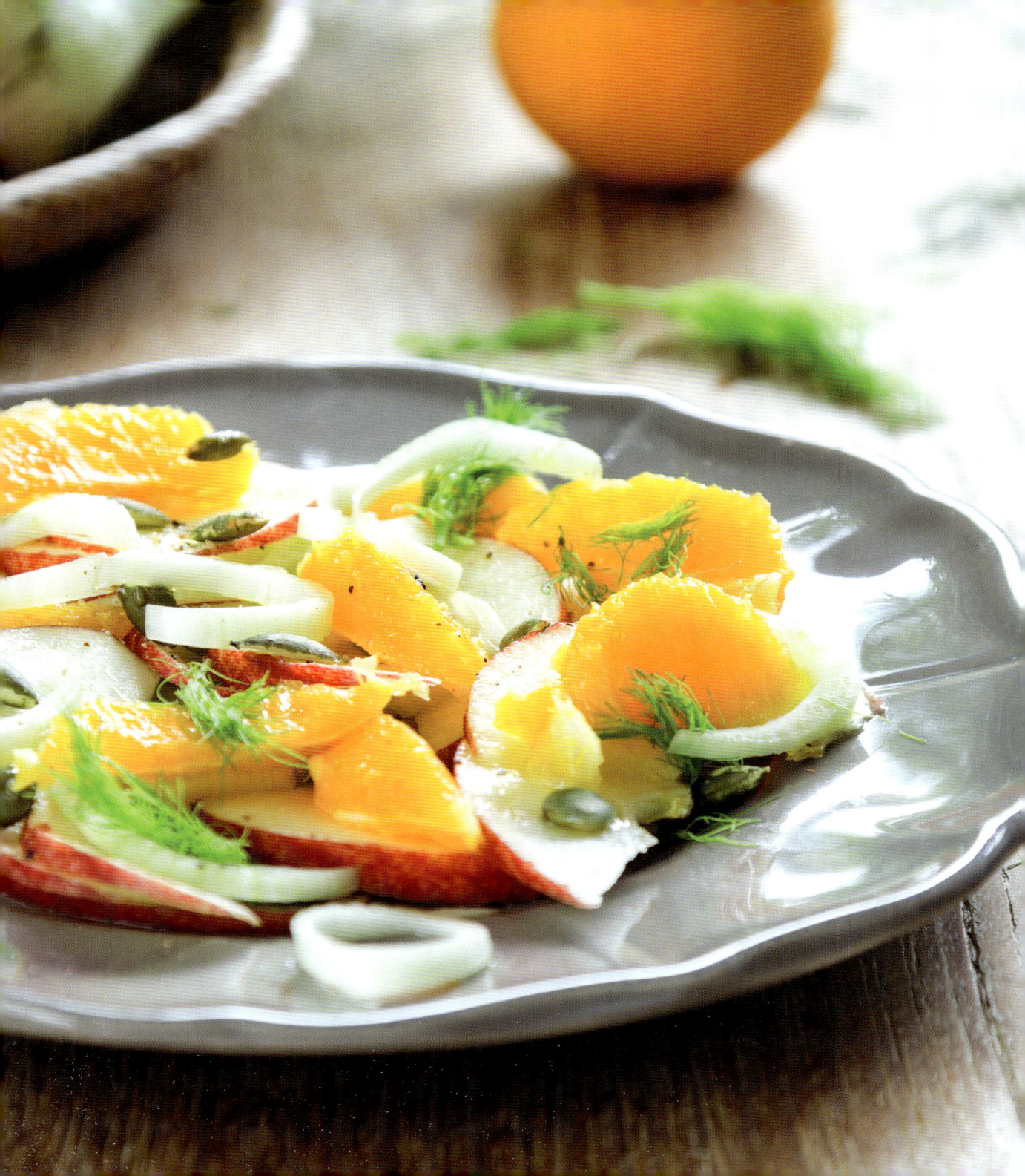

Vitamin-Salat

mit glasierten Kräutersaitlingen

Für 4 Personen

800 g Feldsalat
1 reife Avocado
1 rote Paprika
1 saftiger Apfel
frische Kräuter, z. B. Dill,
   Schnittlauch, Petersilie
6 – 8 große, feste Kräuter-
   saitlinge
1 EL Butter
3 EL Sojasoße
1 EL Balsamico-Essig
1 EL Honig

Dressing

1 Knoblauchzehe, fein
   gehackt
2 EL Weißweinessig
6 EL Olivenöl
1 TL Senf
Salz und Pfeffer

Küchenzeit 30 Min.

1 Den **Salat** waschen und trockentupfen. Die **Avocado** von Schale und Kern befreien und das Fruchtfleisch in Stücke schneiden.

2 Die **Paprika** waschen, halbieren und vom Kerngehäuse befreien. In Würfel schneiden.

3 **Apfel** waschen, Kerngehäuse entfernen, achteln und ebenfalls in kleine Stücke schneiden. **Kräuter** waschen, trockenschütteln und fein wiegen. Alle vorbereiteten Zutaten in einer großen Schüssel miteinander vermischen.

4 Die **Pilze** säubern bzw. abbürsten und halbieren. Die **Butter** in einer Pfanne erhitzen, die Pilze darin von beiden Seiten goldbraun anbraten. Mit **Sojasoße** ablöschen. Die Pilze darin wenden und warten, bis die Flüssigkeit eindickt, dann den **Balsamico-Essig** hinzufügen.

5 Die Pfanne vom Herd nehmen und alles etwas abkühlen lassen. Den **Honig** in die noch warme Pfanne geben und die Pilze mehrmals darin wenden.

6 Für das **Dressing alle Zutaten** miteinander verrühren, über den Salat geben und vorsichtig unterheben. Den Salat portionsweise auf Tellern anrichten und die Pilze darauf arrangieren.

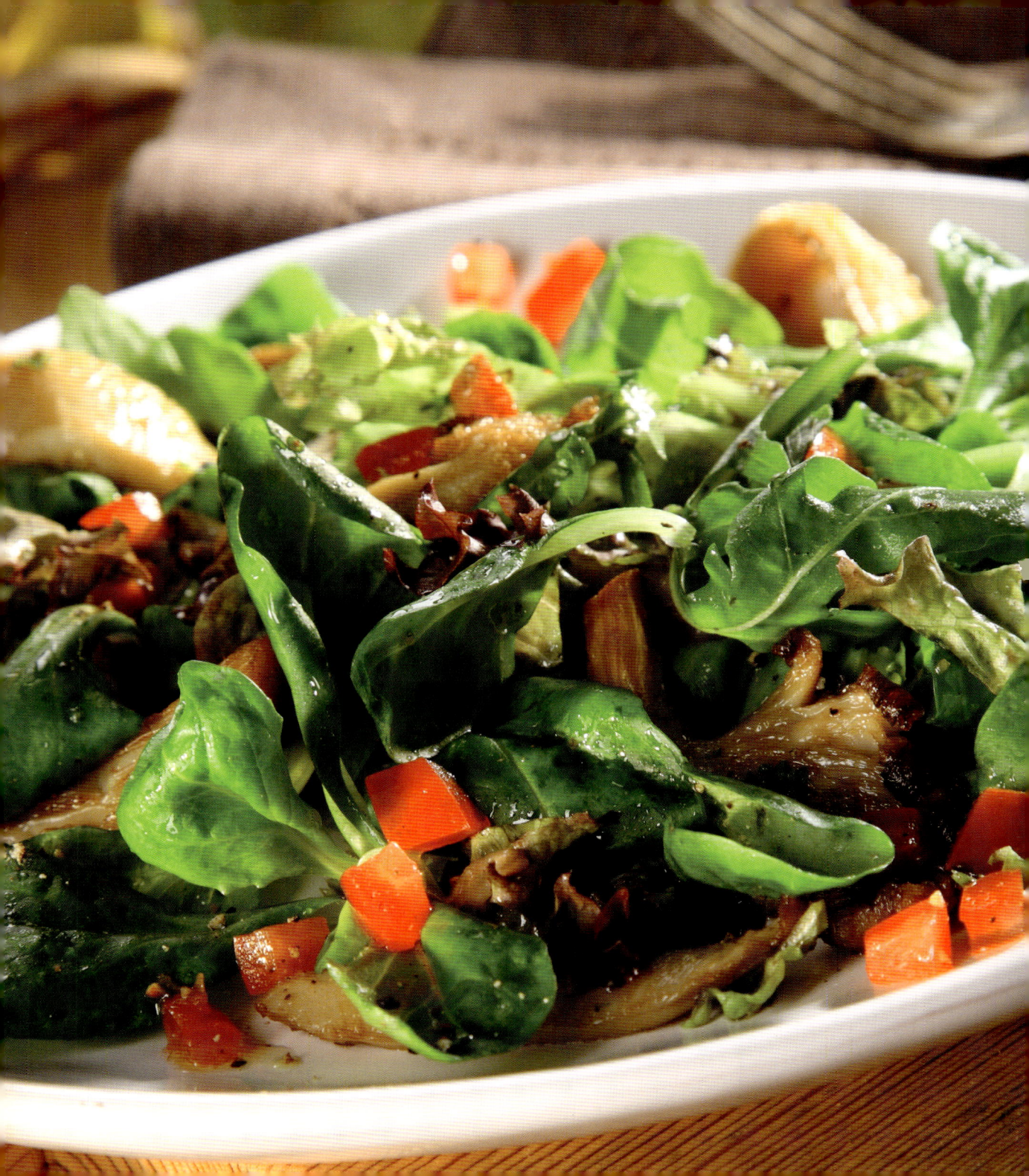

Fruchtiger Waldorfsalat

Für 4 Personen

300 g Knollensellerie
2 mittelgroße, säuerliche
  Äpfel (z. B. Boskoop)
100 g Walnusskerne
100 g Salat-Mayonnaise
100 g Sauerrahm
Meersalz nach Geschmack
3 EL Zitronensaft
1 TL Honig
1 EL Walnussöl
1 EL Rapsöl

**Küchenzeit 25 Min.
plus Wartezeit**

1   Den **Sellerie** waschen, schälen und fein raspeln. Die **Äpfel** waschen, das Kerngehäuse entfernen und grob raspeln. Die **Walnüsse** mit einem großen Messer grob hacken.

2   **Mayonnaise, Sauerrahm, Salz, Zitronensaft, Honig** und **die beiden Öle** gründlich miteinander verrühren. Sellerie- und Apfelraspel sowie die gehacken Walnüsse dazu geben und alles miteinander vermengen.

3   Der Waldorfsalat entfaltet sein volles Aroma, wenn er vor dem Verzehr mindestens 30 Minuten ziehen kann. In kleinen Portionsgläsern servieren.

Tipp   Noch fruchtiger wird der Waldorfsalat, wenn Sie noch ein paar sehr klein geschnittene Mandarinenstückchen unterrühren. Zum Schluss nach Belieben mit Mandarine und etwas Petersilie garnieren.

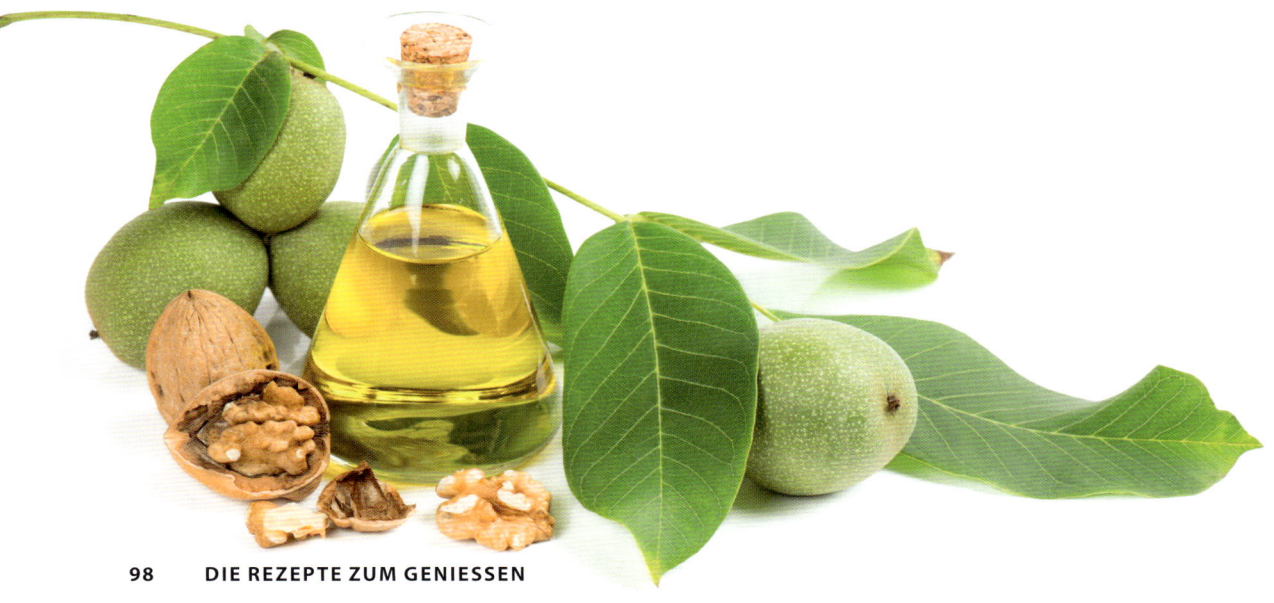

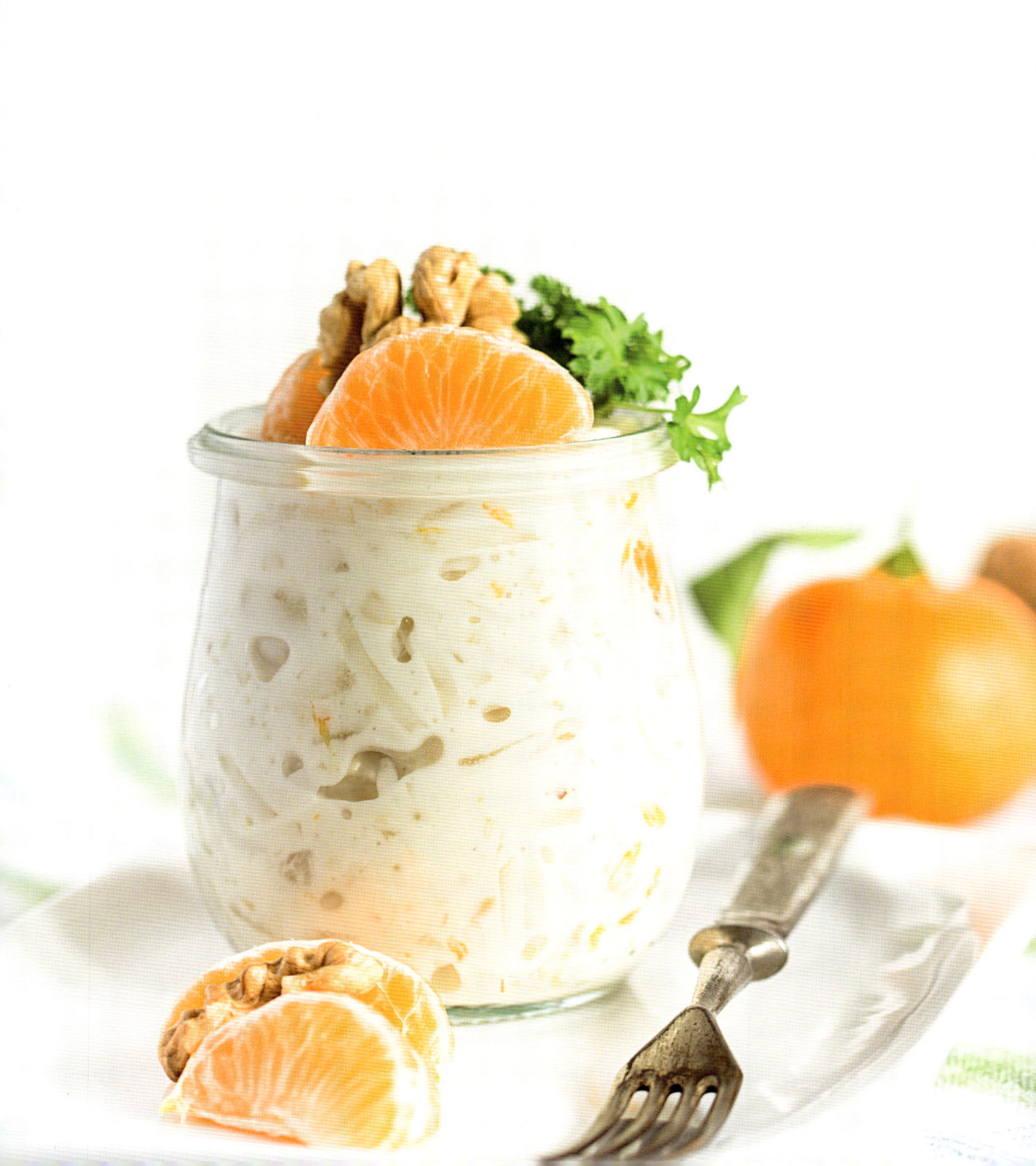

Exotischer Hähnchenbrust-Salat

Für 4 Personen

400 g Hähnchenbrustfilet,
möglichst in Bioqualität

Marinade

4 EL Sojasoße
2 EL Rapsöl
1 TL rote Currypaste
4 EL Sesamöl

250 g Erdbeeren
1 Mango
½ Honig- oder Wassermelone
100 g Cashewkerne
1 kleine scharfe rote Chilischote, frisch (oder etwas
  Chilipulver)
1 Bund Koriander
6 EL Sesamkörner

Dressing

1 Knoblauchzehe
2 EL Olivenöl
Saft von 1 Zitrone
1 TL Honig
Salz und Pfeffer
  nach Geschmack

**Küchenzeit 40 Min.
plus Marinierzeit**

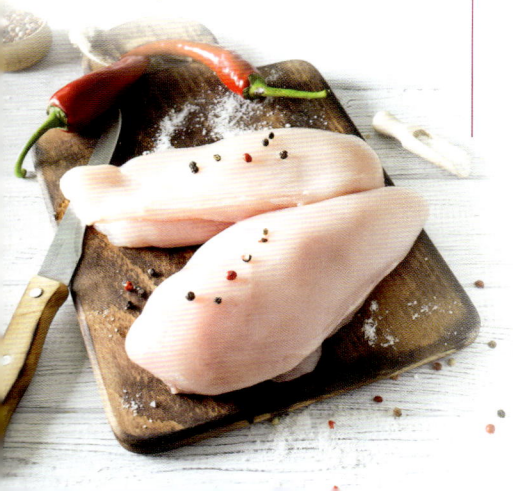

1 Die **Hähnchenbrustfilets** in Streifen schneiden. Aus **Sojasoße, Rapsöl** und **Currypaste** eine gleichmäßige Marinade rühren. Die Hähnchenbruststreifen darin mindestens 30 Minuten marinieren.

2 Hähnchenstreifen aus der Marinade nehmen und mit einem Küchentuch etwas abtupfen. Das **Sesamöl** in einer Pfanne erhitzen und das Fleisch darin einige Minuten rundherum anbraten. Aus der Pfanne nehmen.

3 Die **Erdbeeren** waschen, putzen und klein schneiden. In eine große Schüssel geben. Die **Mango** schälen, den Kern entfernen, das Fruchtfleisch in kleine Würfel schneiden und zu den Erdbeeren geben. Die **Melone** schälen, die Kerne mit einem Esslöffel entfernen, das Fruchtfleisch würfeln und zum restlichen Obst geben.

4 Die **Cashewkerne** mit einem großen Messer grob hacken. Die **Chilischote** waschen und sehr fein würfeln (am besten Handschuhe tragen!). Den **Koriander** waschen, trockenschütteln und grob hacken. Nüsse, Chili und Koriander zum Obst geben und alles miteinander vermischen.

5 Die **Sesamkörner** in einer Pfanne ohne Fett bei mittlerer Hitze vorsichtig rösten, bis sie anfangen zu duften. Aus der Pfanne nehmen.

6 Den **Knoblauch** abziehen und feine Würfel schneiden. Aus **Knoblauch, Öl, Zitronensaft, Honig** sowie **Salz** und **Pfeffer** ein sämiges Dressing rühren. Dressing und gebratene Hähnchenstreifen zu den restlichen Zutaten geben, alles gründlich miteinander verrühren und zum Schluss die gerösteten Sesamsamen darüber streuen.

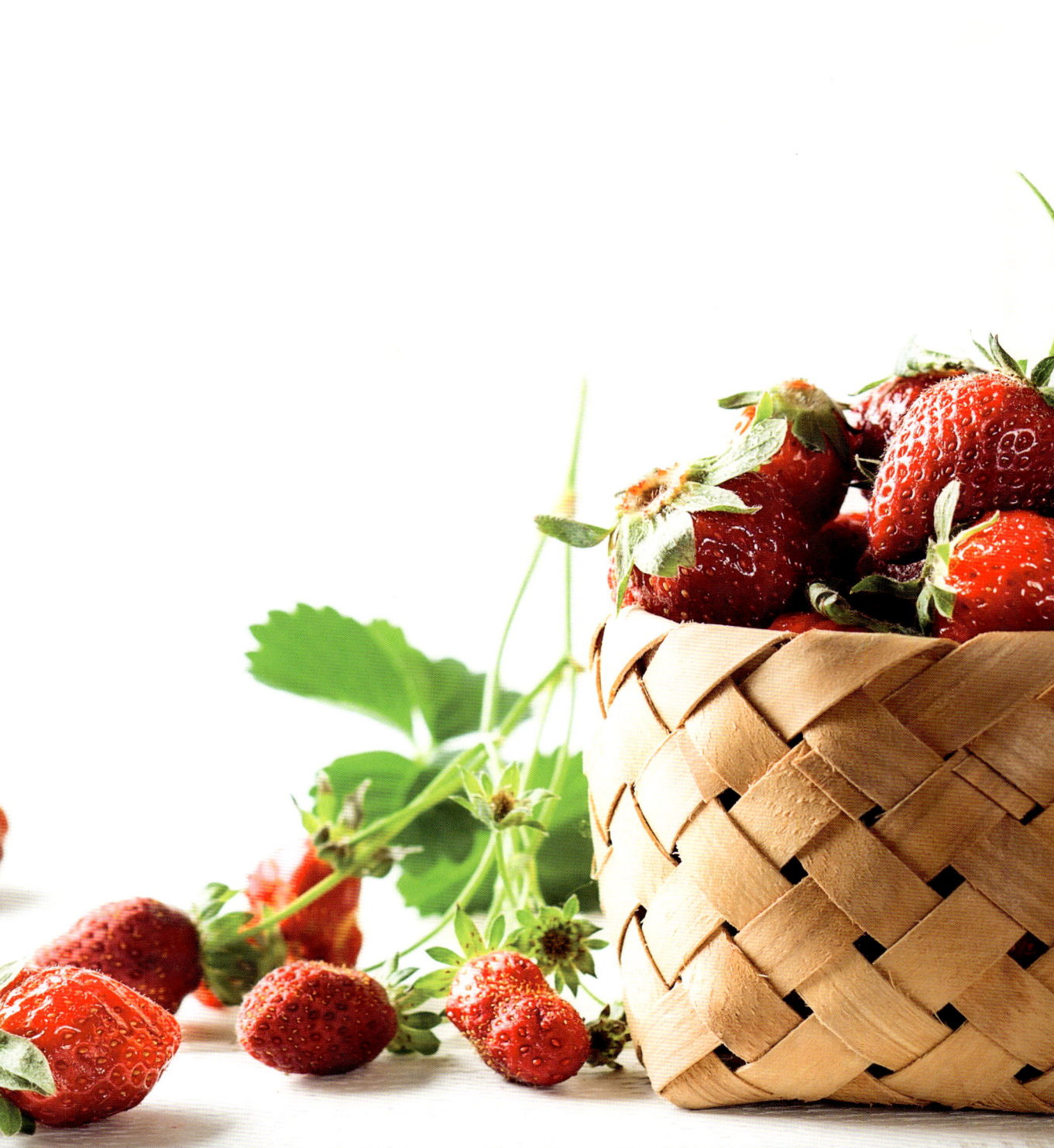

Bewährte *Hausmittel** und *Honig-Kosmetik* zum Selbstmachen

Gute-Nacht-Milch

1 Tasse warme Milch
1 TL Lavendelhonig

1 **Honig** in die **Milch** einrühren und genießen.

Wenn's im Hals kratzt und die Nase läuft

1 TL Lindenblütenhonig
1 Tasse Salbeitee

1 Den **Honig** in den nicht mehr ganz so heißen **Tee** geben. Mehrmals täglich trinken.

Wohltuend bei Hustenreiz

1 schwarzer Rettich
1 TL Honig

1 Den **Rettich** waschen, halbieren und etwa zur Hälfte aushöhlen. Den Rettich in ein hohes Gefäß stellen, den **Honig** in den ausgehöhlten Rettich geben und 24 Stunden stehen lassen.

2 Den Rettich-Honig-Sirup in ein Glas gießen und mehrmals täglich einen Schluck trinken, das tut gut bei Husten.

Tipp Den **Sirup-Ansatz** können Sie noch ein bis zweimal Mal mit dem gleichen Rettich wiederholen.

*Beachte Roher Honig ist für Kinder unter einem Jahr für den Verzehr nicht geeignet.

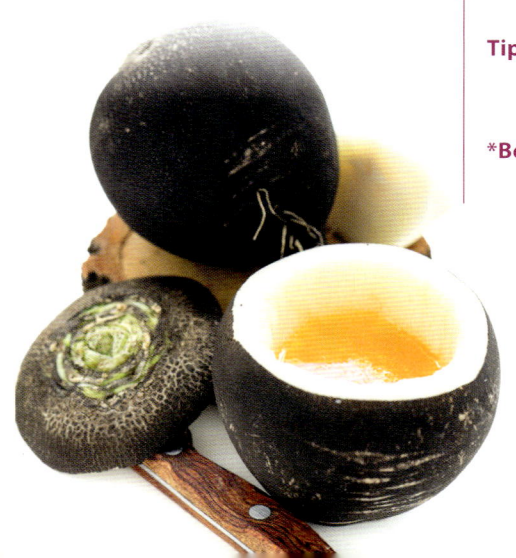

Zwiebelsud gegen Husten

1 Zwiebel
2 TL Honig

1 **Zwiebel** schälen, klein schneiden und in ein Glas füllen.

2 Den **Honig** dazu geben und das Gefäß verschließen. Nach 24 Stunden die Mischung durch ein Tuch pressen. Den Sirup mehrmals täglich einnehmen.

Ayurvedischer Morgen-Starter fürs Verdauungsfeuer

1 TL Honig
1 Glas lauwarmes Wasser
Saft von ½ Zitrone

1 **Honig** im **Wasser** verrühren, den **Zitronensaft** dazugeben und in kleinen Schlucken trinken.

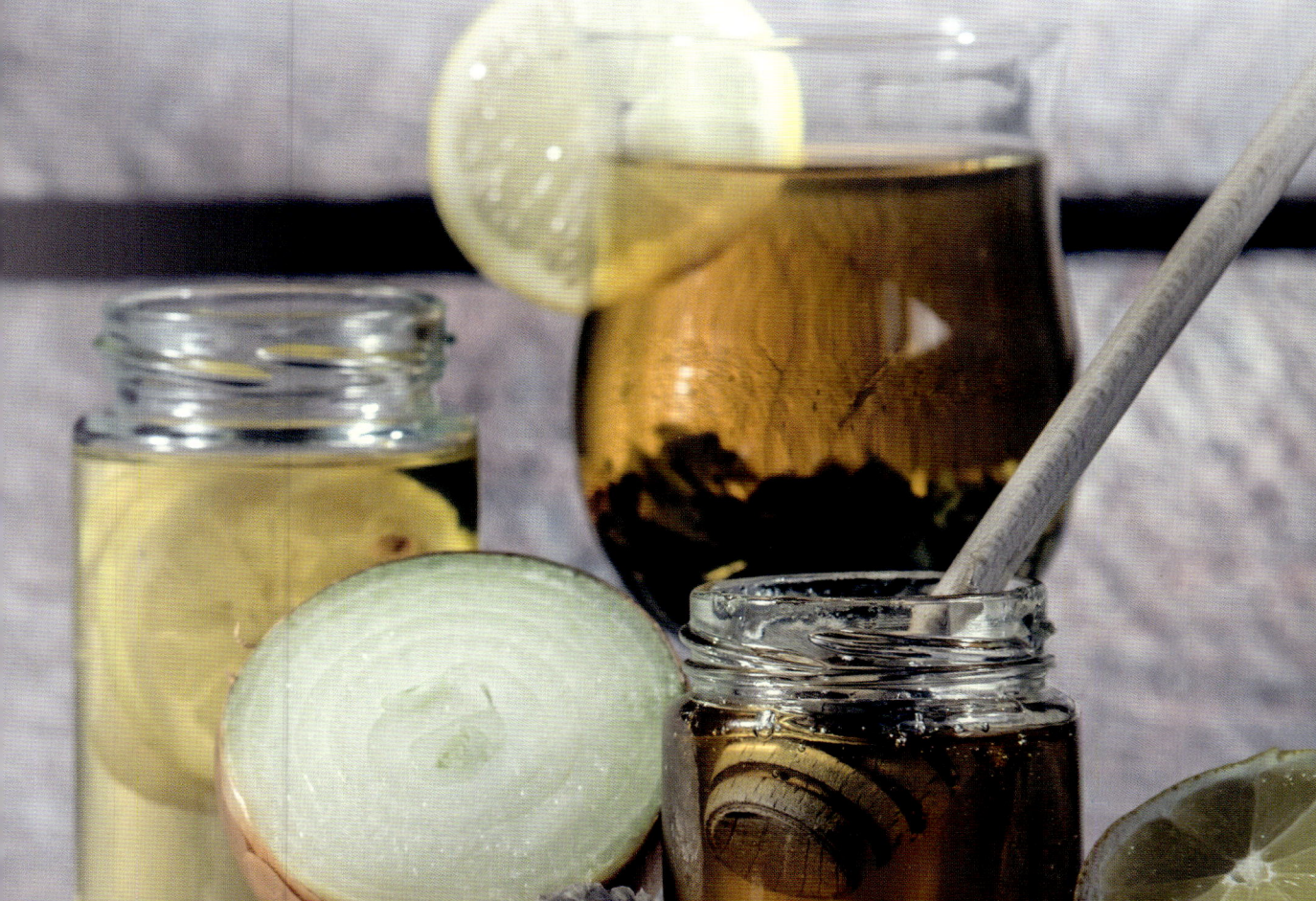

Honig-Schönheitsmasken

1 **1 TL Honig** auf dem gereinigten, noch feuchten Gesicht sanft verstreichen. Die Augenpartie aussparen. Etwa 30 Minuten einwirken lassen und mit warmem Wasser abspülen.

2 **1 EL Speisequark** mit **1 EL Honig** verrühren und mit einem **Pinsel** auftragen. Die Augenpartie aussparen. Etwa 30 Minuten einwirken lassen und mit warmem Wasser abspülen.

3 Ein kleines Stück **Salatgurke (ca. 5 cm)** pürieren und mit **2 EL feinen Haferflocken** verrühren, 10 Minuten quellen lassen. **2 TL Honig** und **1 TL Sahne** unterrühren. Falls die Masse zu fest ist, noch etwas **Sahne** zugeben. Dickflüssigen Brei auf Gesicht und Dekolleté auftragen, Augenpartie aussparen. Eine halbe Stunde einwirken lassen und mit viel warmem Wasser abspülen.

Lippenpflege

Raue Lippen dünn mit **Honig** bestreichen und einige Zeit einziehen lassen.

Gereizte Nagelhaut

Eine Zwiebel klein schneiden, in ein **Glas** füllen, **2 TL Honig** dazu geben und das Gefäß verschließen. Nach 24 Stunden die Mischung durch ein **Tuch** pressen. Die gereizte Haut damit bestreichen und mit einer **Mullbinde** abschließen. Über Nacht einwirken lassen.

Hautklärende Rückenmassage

2 EL Honig im Wasserbad auf höchstens 35 °C erwärmen, mit **5 EL warmem Wasser** verrühren. Etwas von der Honig-Wasser-Mischung auf die gereinigte Haut geben und mit streichenden, kreisenden Bewegungen sanft in die Haut massieren. Aufgrund der Honigeigenschaften wird aus der gleitenden Bewegung bald eine Knettechnik. Haut und Muskulatur werden kräftig durchgewalkt. Wenn der Widerstand zu hoch wird, noch etwas von der warmen, flüssigen Honigmischung auf die Haut geben und weiter massieren. Anschließend mit einer warmen, feuchten Kompresse die Honigreste sanft von der Haut waschen.

Tipp Die Honigmassage regt die Hautdurchblutung kräftig an und soll entgiftend wirken.

Milde Reinigungslotion

100 ml Buttermilch, 2 EL Zitronensaft, 2 EL Honig verrühren. Mit einem **Wattebausch** auf Gesicht und Dekolleté verstreichen und mit warmem Wasser abwaschen.

Honig-Haarkur

2 EL Honig mit **2 EL warmem Wasser** und **1 EL Mandelöl** verrühren. Die Mischung gleichmäßig im Haar verteilen, das Haar mit einer Haube oder Folie abdecken. Nach 30 Minuten die Honigkur gründlich ausspülen.

Honig-Duschgel

2 EL flüssigen Honig in **4 EL Mandelöl** einrühren. Solange rühren, bis eine homogene Masse entsteht. Nach Belieben **5 Tropfen ätherisches Öl**, z. B. Orange oder Lavendel einrühren. Zum Schluss **120 ml Bio-Handseife** (Bioladen) einrühren. Flüssigkeit in einen **Spender** füllen.

Honig-Milch-Bad

1 l Vollmilch mit **5 EL Honig** vermischen und ins warme (nicht heiße) Vollbad geben.

Anwendungstipps speziell zu Manuka siehe Seite 50 ff.

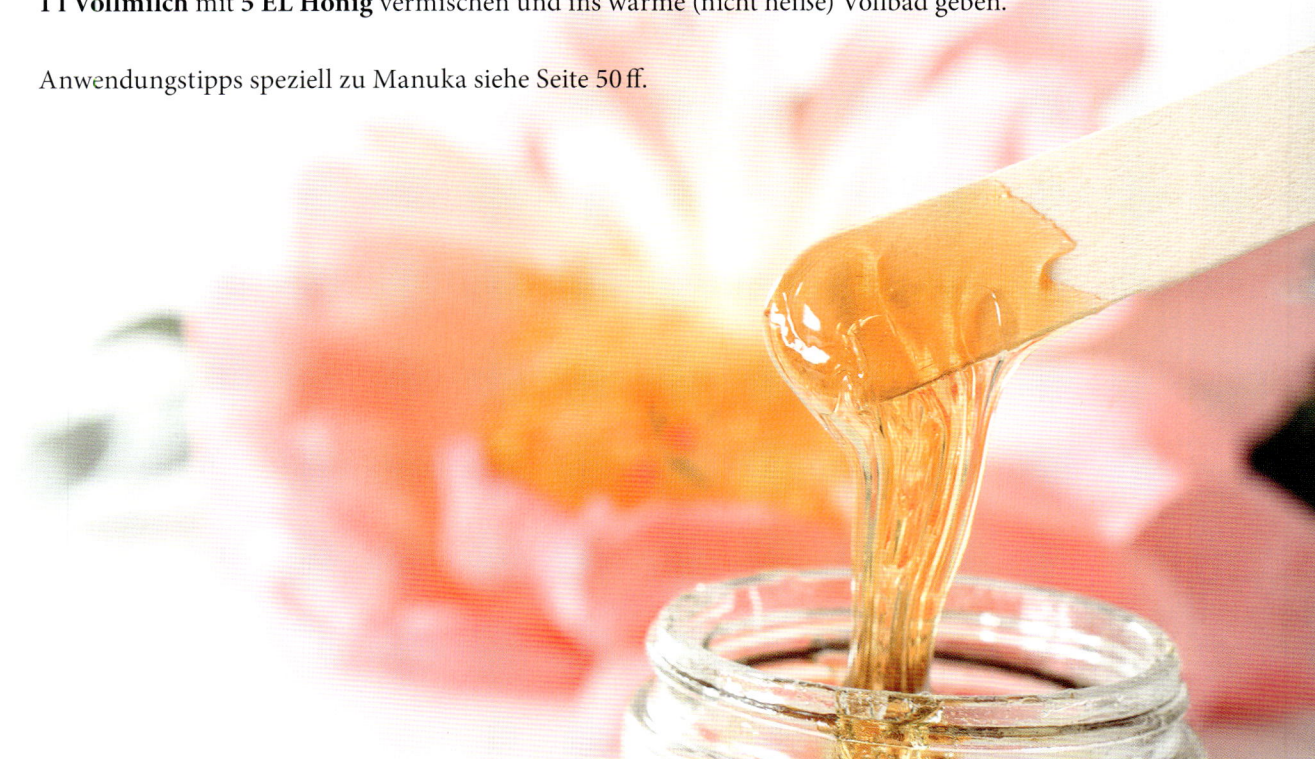

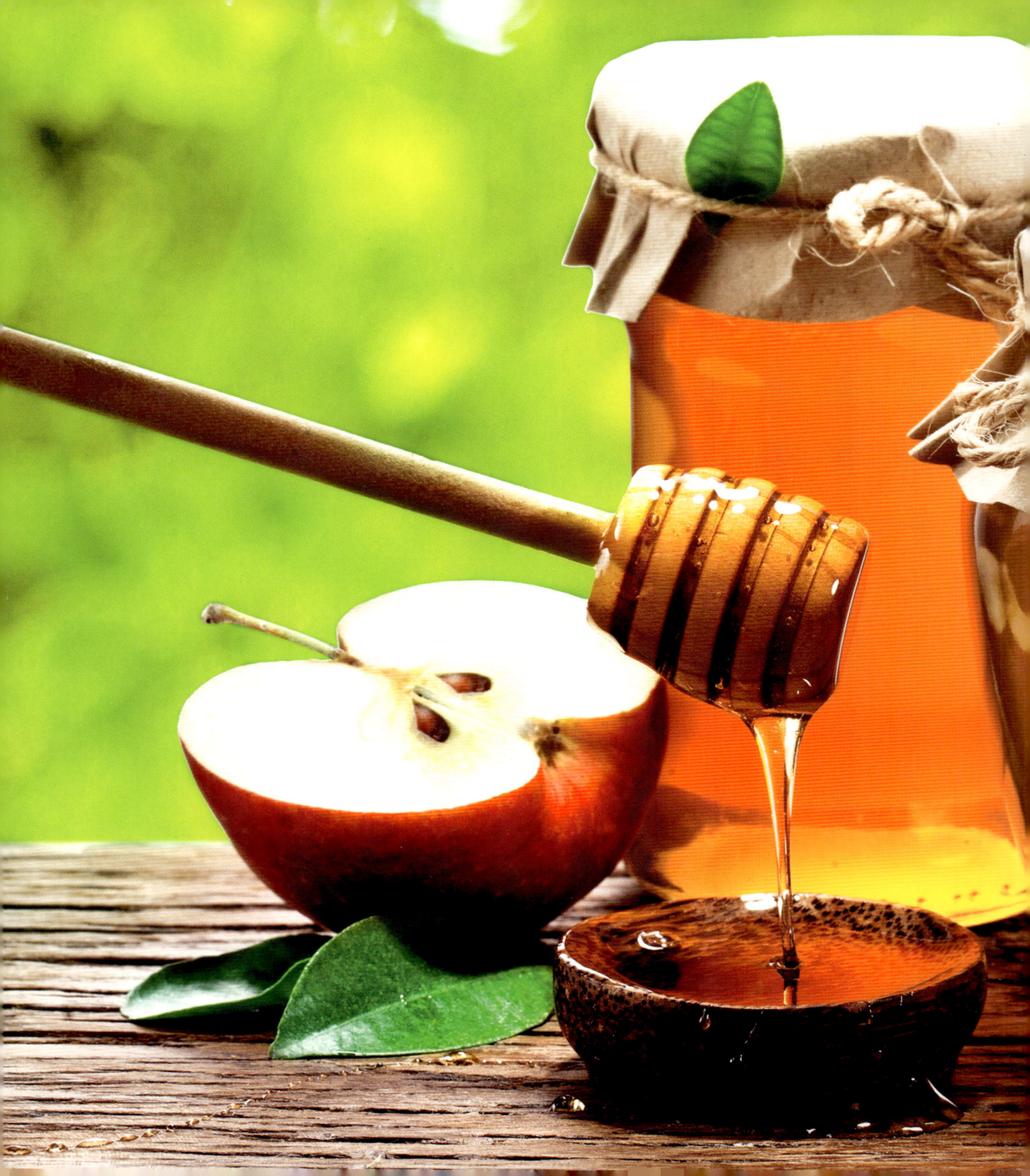

Die Rezepte im Überblick

*Stichwort*verzeichnis

Lektüre und Info-Links

Regelwerke und Richtlinien zu Honig

www.bienenkunde.uni-hohenheim.de (u.a. Honigverordnung)
www.deutscherimkerbund.de
www.demeter.de
www.bioland.de
www.naturland.de

Manuka-Honig

www.mpi.govt.nz
   (Ministry for Primary Industries, Regelwerk Manuka-Honig)
www.pubmed.de
   (Wissenschaftsportal , u.a. medizinische Studien zu Manuka)
http://www.umf.org.nz/ (UMF Honey Association, Warenzeichen UMF)
http://www.manukahealth.co.nz/ (Manuka Health, Warenzeichen MGO)

Bezugsquelle für hochwertigen heimischen Honig

Bioland-Imkerei
Andreas Kramer
Bahnhof 1a
61279 Grävenwiesbach
Tel. 0151 - 251 492 40
info@kramerhonig.de
www.kramerhonig.de

Interessante Seiten

http://beenature-project.com (Forschung zur ursprünglichen Lebensweise der Biene in der Baumhöhle)
www.mellifera.de (Zeidlerei Freibeuter)
www.bluehende-landschaft.de (Engagement Blühflächen)
www.bienenbotschaft.de (Zeidlerei)
www.freethebees.ch (Zeidlerei)
www.botanischergarten-frankfurt.de
   (Zeidlerbaum im öffentlichen Park)
www.die-honigmacher.de (Infos rund um Honig und Imkerei)
www.bienenkiste.de (Naturnahes Imkern)
www.wildbienen.info/
www.hobos.de/ (öffentliche Forschungsplattform und Livekamera im
   Bienenstock)

Buchempfehlungen

Seeley, Thomas D. : *Auf der Spur der wilden Bienen,* S. Fischer Verlag
Seeley, Thomas D. : *Bienendemokratie*, S. Fischer Verlag
Tautz, Jürgen/Stehen, Dietrich: *Die Honigfabrik,* Gütersloher Verlags-
   haus
Bentzien, Claudia: *Ökologisch imkern,* Franckh Kosmos Verlag

Bildquellen

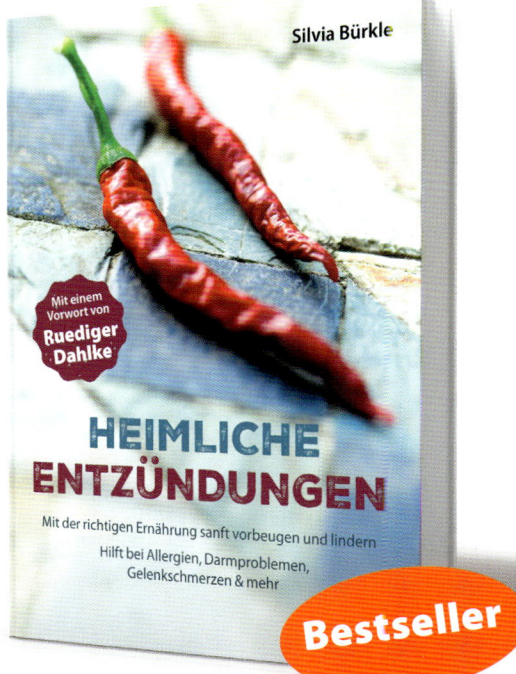
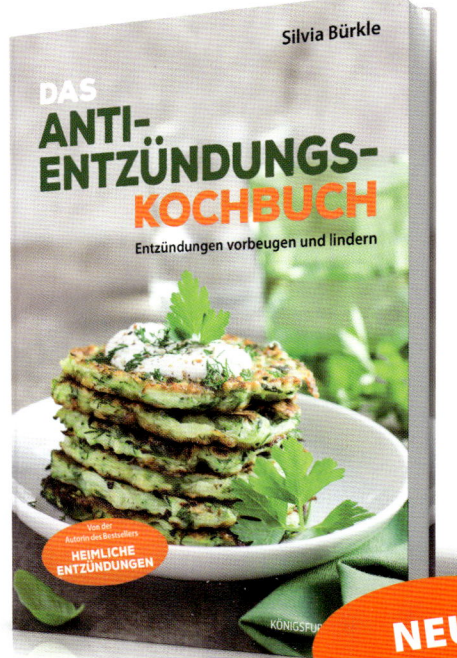